GERMA PRESS®
Verlag GmbH

ISBN 3-924865-25-6

Postfach 52 05 24, 22592 Hamburg
2. erweiterte Auflage
1996

CIP-Titelaufnahme der Deutschen Bibliothek

Murphy, Monika:
Wenn die Hormone aus der Balance geraten
Frauenleiden und was Sie dagegen tun können
Monika Murphy – Buxtehude;
GERMA PRESS, 1996
ISBN 3-924865-25-6

Umschlagentwurf: Marie-Luise Zachariae, Hamburg
Satz: Kirstin Knobloch, GERMA PRESS, Hamburg
Druck: Clausen & Bosse, Leck

Wenn die Hormone aus der Balance geraten

Frauenleiden und was Sie dagegen tun können

Monika Murphy

GERMA PRESS®
Verlag GmbH

Inhalt

Leihen Sie Ihrem Körper ein Ohr

Hallo, wie geht es Ihnen? Nicht gut, werden Sie jetzt vielleicht antworten. Kein Wunder, wenn Ihre Brüste schmerzen und sich knotig anfühlen, Sie Krämpfe im Unterleib quälen, Ihre Monatsblutung nur äußerst unregelmäßig kommt oder Sie sich schon lange vergeblich ein Kind wünschen – kurz und gut, wenn Ihre Hormone Ihnen Probleme bereiten. Doch wenn Ihre Hormone »verrückt spielen«, muß es Ihnen nicht unbedingt schlecht gehen. Frauen müssen heute keineswegs mehr Opfer ihrer eigenen Biologie sein. Es gibt inzwischen zahlreiche Möglichkeiten, die Launen der Natur wieder auszugleichen. Welche das sind, erfahren Sie in diesem Ratgeber.

Alles, was darin über die Hormone und den weiblichen Zyklus gesagt wird, gilt jedoch nur für Frauen, die keine Hormonpräparate zur Empfängnisverhütung nehmen. Wenn Sie eine »Anti-Baby-Pille« schlucken, sind Ihr Zyklus und Ihre körpereigene Hormonproduktion praktisch stillgelegt. Wenn Sie sich unwohl fühlen, kann das dann zum Beispiel am Pillen-Präparat liegen. Am besten sprechen Sie mit Ihrem Arzt darüber.

Trotzdem ist es natürlich für uns alle wichtig zu verstehen, was sich Monat für Monat in unserem Organismus abspielt und wie leicht dieses von der Natur so fein aufeinander abgestimmte System aus der Balance zu bringen ist. Die Folgen spüren wir dann leider sehr schnell am eigenen Leib. Statt unseren Körper immer wieder zu benutzen und oft auch bis an die Grenzen seiner Belastbarkeit zu strapazieren, sollten wir ihm deshalb viel häufiger mal ein Ohr leihen, wieder etwas mehr in uns hineinhorchen. So können Sie am besten lernen, wieder im Einklang mit Ihrem Körper und Ihrer Umwelt zu leben. Und dieses harmonische Gleichgewicht ist nicht selten die beste Voraussetzung dafür, daß auch die Hormone wieder ins Lot kommen und daß Sie von sich selbst wieder behaupten können: Es geht mir gut.

Frauen-Geschichten

Ellen K.: »Mit schöner Unregelmässigkeit«

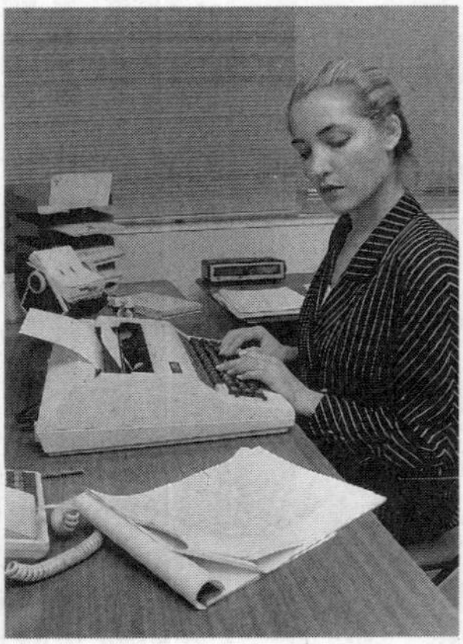

Wenn andere Frauen von ihrer »Regel« sprachen, hörte Ellen K. (23) immer nur fasziniert, aber auch deprimiert zu. »Von Regelmäßigkeit ist bei mir keine Spur«, stöhnte sie dann, »ganz im Gegenteil.« Bereits seit einiger Zeit litt Ellen K. unter schweren Zyklusstörungen. »Meine Monatsblutung kommt mit schöner Unregelmäßigkeit«, sagte sie selbst.

Aber nicht nur das: Mal war sie ganz schwach und fast schon nach Stunden wieder vergessen, ein anderes Mal waren die Blutungen wieder über Tage hinweg so stark und heftig, daß Ellen sich total schlapp und mitgenommen fühlte. Ans Jazztanzen, was Ellen viel Spaß machte, war dann nicht mehr zu denken. Nicht selten kamen auch noch schmerzhafte Krämpfe im Unterleib dazu. Schon mehr als einmal mußte sich die Fremdsprachenkorrespondentin deswegen in ihrer Firma krank melden. Und das war ihr inzwischen bereits peinlich – denn langsam tuschelten ihre Kollegen schon hinter ihrem Rücken darüber, daß sie doch ziemlich oft »blau machen« würde.

So konnte es also wirklich nicht weitergehen, beschloß Ellen und suchte wegen ihrer Menstruationsstörungen vor kurzem einen Frauenarzt auf. Weil die gynäkologische Untersuchung nichts Auffälliges ergab, ordnete der Arzt eine Blutanalyse am 22. Zyklustag an. Dabei stellte sich heraus, daß Ellens Eierstöcke offenbar zuwenig Gelbkörper ausbildeten. Und dadurch produzierte ihr Körper auch zuwenig Progesteron, das Hormon, das im Gelbkörper entsteht.

CHRISTIANE B.: »WARUM KLAPPT ES DENN BEI UNS NICHT?«

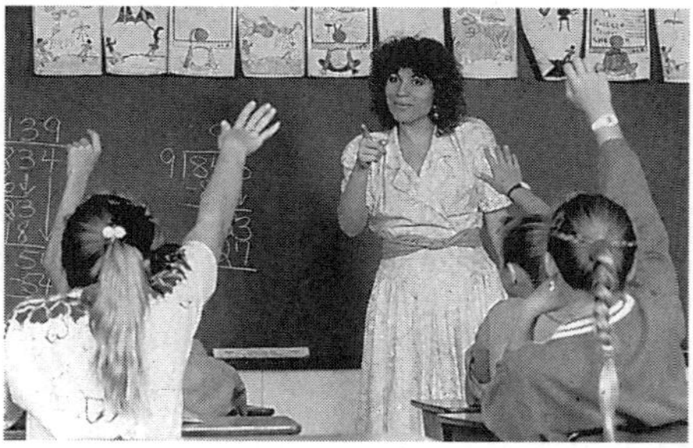

Eigentlich hätte sie ganz zufrieden sein können mit ihrem Leben. Einige ihrer Freundinnen beneideten sie sogar. »Du hast doch alles, was man sich nur wünschen kann«, hieß es dann, wenn sie mal wieder traurig und niedergeschlagen war. Und wenn sie es sich richtig überlegte, mußte sie ihnen auch recht geben: Christiane B. (31) war Lehrerin. Ihr Beruf machte ihr viel Spaß, ließ ihr aber noch genügend Zeit für ihre beiden liebsten Hobbys – das Lesen und das Tennisspielen. Im Tennisclub hatte sie auch ihren Mann Rolf (34) kennengelernt, einen Computerfachmann, mit dem sie seit fünf Jahren glücklich verheiratet war. Finanziell ging es den beiden glänzend, sie reisten gern und viel, gingen oft mal schick aus, und vor kurzem hatten sie sich ein schmuckes Häuschen im Grünen gekauft. Nur eines hatten sie sich bisher vergeblich gewünscht: ein Kind.

Zuerst hatte sich Christiane noch gar nicht so viele Gedanken darum gemacht. Ihr Zyklus war doch bis auf kleine Schwankungen ganz normal. Aber als sie zwei Jahre, nachdem sie die »Pille« abgesetzt hatte, immer noch nicht schwanger war, wurde sie langsam unruhig. An Rolf lag es nicht, wie sich dann herausstellte. Das ergab eine Analyse seiner Samenflüssigkeit. Deshalb suchte Christiane Hilfe bei ihrem Gynäkologen.

Er untersuchte die junge Frau zunächst gründlich und riet ihr dann, jeden Morgen sofort nach dem Aufwachen ihre Temperatur zu messen und diese in eine Tabelle einzutragen. Außerdem nahm er Christiane Blut ab, um ihren Hormonspiegel zu ermitteln. Was diese Analyse zum Vorschein brachte, deckte sich eindeutig mit der Temperaturkurve, die Christiane dann beim nächsten Besuch mit in die Praxis brachte: Auf ihr fehlte der typische Anstieg etwa in der Mitte des Zyklus, der den Eisprung und die anschließende vermehrte Produktion des Gelbkörper-Hormons Progesteron anzeigt. In Christianes Blut war der Spiegel dieses Hormons deshalb auch sehr niedrig, während der Wert für ein anderes Hormon, das Prolaktin, viel zu hoch lag.

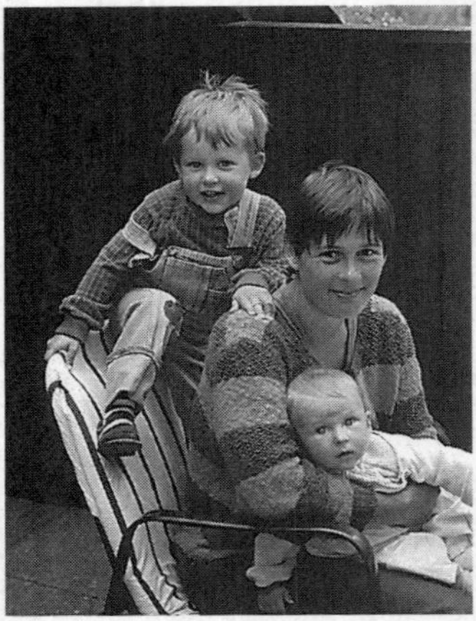

Marianne Z.: »Die Tage vor den Tagen sind die Hölle«

»Du bist ja wieder unausstehlich heute, du kriegst wohl deine Tage.« Solche Sprüche ihres Mannes Peter konnten Marianne Z. (37) endgültig auf die Palme bringen. Da fühlte sie sich ohnehin schon ziemlich mies, aufgedunsen und müde, sie hatte rasende Kopfschmerzen, und ihr war übel – und dann noch so etwas. Zugegeben, sie war schon etwas gereizt, aber an solchen Tagen wurde ihr einfach alles zuviel: Die Arbeit in ihrem modern ausgestatteten Haushalt, die ihr sonst spielend von der Hand ging, wollte nicht so recht klappen. Den Lärm ihrer beiden lebhaften Kinder Florian und Nadine konnte sie kaum ertragen – er machte sie nur noch nervöser, als sie ohnehin schon war. Und selbst Peter, mit dem sie sich sonst ausgezeichnet verstand, ging ihr dann schrecklich auf die Nerven. Am liebsten wäre sie auf einer einsamen Insel gewesen – ganz allein.

Angefangen hatten diese Beschwerden nach der Geburt ihres zweiten Kindes. Doch inzwischen waren sie so schlimm geworden, daß Marianne bereits eine Woche, bevor ihre Monatsblutung kam, darunter litt. Und mit ihr die ganze Familie. »Die Tage vor den Tagen sind die reinste Hölle für mich«, sagte sie. Wenn dann endlich die Periode begann, fühlte sich Marianne wie erlöst – bis zum nächsten Mal. Endlich nahm sie allen Mut zusammen und schüttete ihrer

Gynäkologin, die sie auch während ihrer beiden Schwangerschaften betreut hatte, ihr Herz aus. Die Ärztin ließ sich Mariannes Beschwerden genau schildern und fragte nochmals nach dem zeitlichen Rhythmus, in dem sie auftraten. Dann beruhigte sie Marianne: »Sie leiden – wie viele andere Frauen auch vor ihrer Regelblutung – unter dem sogenannten Prämenstruellen Syndrom. Wahrscheinlich sind Ihre Hormone aus dem Gleichgewicht geraten.«

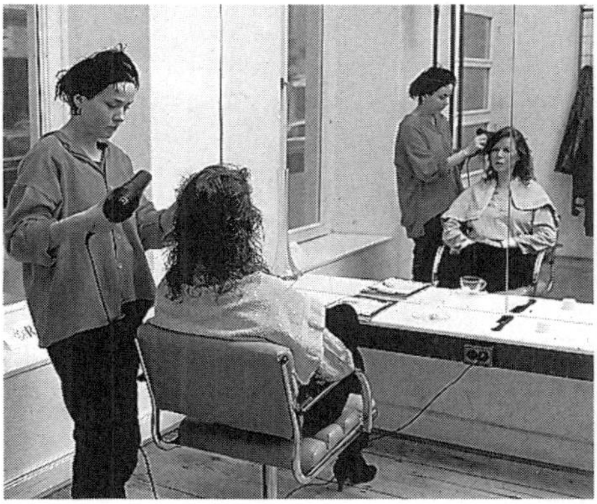

Juliane N.: »Bei jeder Berührung meiner Brüste könnte ich an die Decke gehen«

Beruflich war sie ganz schön auf Draht, das bescheinigten ihr nicht nur ihre Kolleginnen und Kollegen, sondern auch ihr Chef. Nach der Schule hatte Juliane N. in einem großen Friseursalon ihre Lehre gemacht. Als sie mit Auszeichnung ihre Prüfung bestand, wurde sie natürlich sofort dort übernommen. Immer, wenn es etwas Neues auszuprobieren gab, war Juliane dabei. Schon bald eröffnete sie ihrem Chef, daß sie sich gern auf die Meisterprüfung vorbereiten wollte. Dieser unterstützte seine engagierte Mitarbeiterin tatkräftig dabei. Und Juliane schaffte es tatsächlich.

Doch seit ein paar Monaten war die 29jährige manchmal nicht mehr so aktiv dabei wie früher. Kein Wunder, denn bereits Tage vor ihrer nächsten Regel schwollen ihre Brüste an, spannten und taten ihr bei jeder Bewegung weh. Juliane konnte kaum einen BH tragen, selbst weiche T-Shirts scheuerten wahnsinnig. Und sogar wenn ihr Freund Michael sie in die Arme nehmen wollte, zuckte sie nur noch zurück. »Bei jeder Berührung meiner Brüste könnte ich an die Dekke gehen«, sagte sie dann nervös und angespannt.

So beschrieb Juliane ihre Empfindungen dann auch ihrem Arzt. Er untersuchte sie, tastete sanft aber gründlich ihre Brüste ab und fragte seine Patientin, wann ihre Beschwerden auftraten. Danach stand für ihn fest: Julianes schmerzende Brüste immer vor Beginn der Menstruation waren eindeutig auf hormonelle Schwankungen in ihrem Zyklus zurückzuführen.

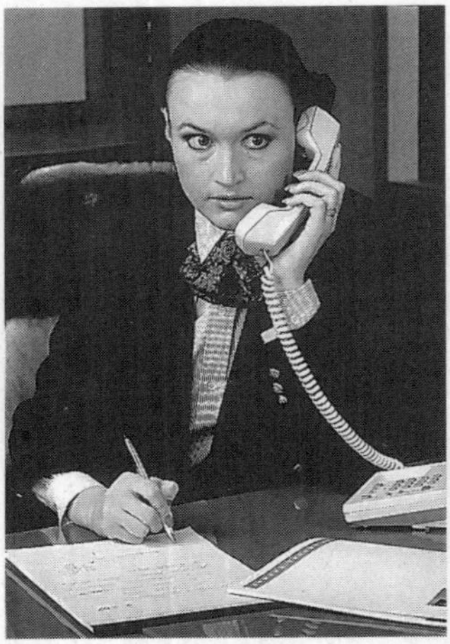

Bärbel R.: »Meine Brüste wurden immer knotiger und härter«

Wann es genau angefangen hatte, wußte Bärbel R. (45) inzwischen schon gar nicht mehr. Aber irgendwann merkte sie beim Duschen, daß ihre Brüste sich nicht mehr so weich anfühlten wie früher, sondern richtig knotig geworden waren. Konnte das schon das erste Anzeichen der beginnenden Wechseljahre sein, fragte sie sich. Eigentlich war das doch kaum möglich – ihr Zyklus war schließlich noch ganz normal und regelmäßig. Also erst einmal abwarten, sagte sich Bärbel R., es würde schon nichts Schlimmes sein. Außerdem hatte sie im Augenblick ohnehin keine Zeit, zum Arzt zu gehen. In der Bank, in der sie ganztags arbeitete, war gerade besonders viel zu tun.

Doch die Beschwerden verschwanden nicht wieder – im Gegenteil, sie wurden schlimmer: Bald fühlten sich ihre Brüste nicht nur knotig an, sie verhärteten immer mehr, spannten und schmerzten sogar, wenn sie sie berührte. Vor allem kurz bevor Bärbel ihre Tage bekam, war es kaum auszuhalten. Sollte am Ende doch eine bösartige Erkrankung dahinterstecken? Bärbel bekam es mit der Angst zu tun. Jetzt traute sie sich fast schon gar nicht mehr, einen Termin bei ihrem Arzt zu verabreden.

Endlich faßte sie sich ein Herz und meldete sich in der Praxis an. Der Arzt tastete ihre Brüste sehr lange ab, dann ordnete er eine

Röntgenuntersuchung beider Brüste, eine Mammographie, an. Mit zitternden Knien ließ Bärbel sie über sich ergehen. Erst als der Arzt ihr das Ergebnis mitteilte, beruhigte sie sich langsam wieder: In beiden Brüsten war auf dem Röntgenbild ein vermehrtes Wachstum von Binde- und Drüsengewebe zu sehen – eine gutartige Erkrankung, wie der Arzt erklärte. Dadurch hatten sich Zysten gebildet, die als Knoten zu fühlen waren. Schuld an dieser, wie der Arzt es nannte, »fibrozystischen Mastopathie« war seiner Meinung nach ein Ungleichgewicht in Bärbels Hormonhaushalt.

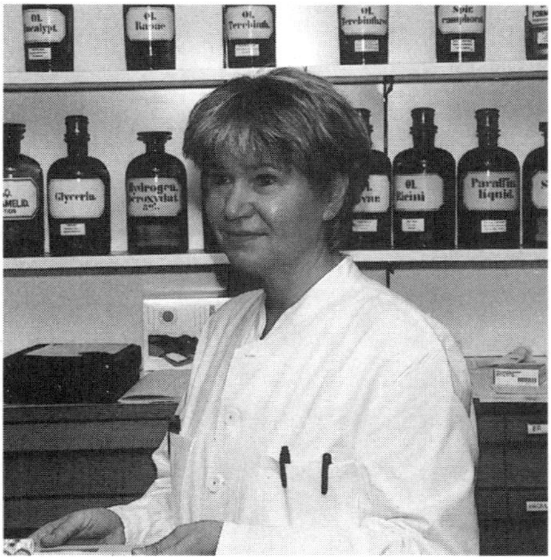

Anna K.: »Ich bin einfach nicht mehr ich selbst«

»Im nachhinein betrachtet, bin ich ein bißchen blauäugig gewesen«, erzählt Anna K. (50): Ihre Menstruation war erst nur noch unregelmäßig und spärlich gekommen und blieb schließlich sogar ganz aus. Da sie eine Schwangerschaft ausschloß und keine Beschwerden hatte, verschob sie den notwendigen Arzttermin monatelang immer wieder. Sie war ganz mit den Vorbereitungen ihrer seit langem geplanten, fünfwöchigen USA-Reise beschäftigt, die sich ihr Mann und sie - jetzt wo die Kinder aus dem Haus waren - endlich einmal gönnen wollten. Doch statt Traumferien wurde es ein Alptraum-Trip.

Erst dachte Anna K., der lange Flug und die Zeitverschiebung würden ihr noch zu schaffen machen, aber auch nach einer Woche dauerten ihre Probleme an: Sie konnte kaum schlafen, wälzte sich ständig hin und her, und wenn sie endlich eingeschlafen war, wachte sie von Schweißausbrüchen und Hitzewallungen wieder auf. Tagsüber war sie entsprechend müde, nervös, gereizt und lustlos – keine besonders angenehme Reisegefährtin für ihren Mann. Aus den »zweiten Flitterwochen« wurde nichts... So hatten sie zwar viel gesehen, waren aber beide froh, als sie endlich wieder zu Hause waren.

Doch auch in ihrem eigenen Bett fand Anna K. nicht mehr die dringend nötige Nachtruhe. Entsprechend schwer fiel es ihr, sich tagsüber wieder auf ihre beruflichen Aufgaben als Pharmazeutisch-Technische Assistentin zu konzentrieren. Nicht nur bei der Zubereitung von Arzneimitteln, auch im Umgang mit den Apothekenkunden fehlte es ihr zunehmend an der nötigen Aufmerksamkeit und Gelassenheit. Schon bald unterliefen ihr die ersten Fehler, wodurch sich ihre Stimmung immer mehr verschlechterte. Richtig depressiv wurde sie, bei der kleinsten Kleinigkeit brach sie in Tränen aus. »Ich bin einfach nicht mehr ich selbst«, beklagte sie sich bei ihrer besten Freundin Clara.

Die drängte sie, endlich zum Arzt zu gehen. »Das sind die Wechseljahre«, meinte sie. Daran hatte Anna K., auch wenn sie es nicht so recht wahrhaben wollte, selbst schon gedacht. Der Arzt konnte ihre Vermutung nur bestätigen, nachdem er sich eingehend mit ihr unterhalten, sie gründlich untersucht und einen Hormonstatus gemacht hatte. Anna K. befand sich mitten in den Wechseljahren. Nicht nur ihre bereits Monate zurückliegende letzte Regelblutung, auch der niedrige Östrogenspiegel waren ein eindeutiger Hinweis. Der in den Wechseljahren entstehende Mangel dieses Hormons – so die Diagnose ihres Arztes – hätten Annas Beschwerden, die die Mediziner als »Klimakterisches Syndrom« bezeichnen, verursacht.

Sechs Frauen – sechs Geschichten – sechs verschiedene gesundheitliche Probleme. Sechs Beispiele, die stellvertretend für Millionen von Frauen stehen, denen ihr Körper ähnliche Beschwerden bereitet. Doch eines ist allen gemeinsam: Auch wenn die Symptome noch so unterschiedlich sind, die Ursache dafür ist immer im weiblichen Zyklus, im sensiblen Zusammenspiel der weiblichen Hormone zu suchen. Schon bei der geringsten Störung gerät dieses von der Natur so fein abgestimmte System durcheinander, entsteht ein Ungleichgewicht im Verhältnis der einzelnen Mitspieler. Das ganze

System gerät aus der Balance. Kein Wunder, daß der Körper darauf mit Mißempfinden, mit Beschwerden und sogar Schmerzen reagiert. Denn seine innere Harmonie ist gestört. Er ist aus dem Gleichgewicht geraten.

Wenn so etwas passiert, braucht Ihr Körper eine Extraportion Aufmerksamkeit. Lassen Sie uns deswegen zunächst einmal in den weiblichen Organismus hineinhorchen, seine ureigenen Stoffwechselprozesse etwas näher betrachten und vor allem die »Mitspieler« in diesem komplizierten System kennenlernen: die Hormone.

Hormone und weiblicher Zyklus

Hormone – Die »Drahtzieher« in unserem Körper

Hormone regieren unser Leben – auch wenn uns das selbst nicht bewußt ist: Hormone bestimmen, wie groß wir werden, und ob wir gute oder schlechte »Futterverwerter« sind. Hormone kurbeln unseren Herzschlag und unseren Kreislauf an, damit wir auch in Streßsituationen noch leistungsfähig sind. Hormone steuern unsere Verdauung ebenso wie unsere seelischen Stimmungen, unser Schlaf- und unser Liebesbedürfnis. Für die Wissenschaftler sind sie die reinste »Zauberformel«, wenn es darum geht, bisher unbekannte Abläufe im Organismus zu erklären. Für uns sind sie erst einmal absolut unfaßbar. Wir können sie nicht sehen oder fühlen, sie uns nicht vorstellen. Und trotzdem sind sie allgegenwärtig – die großen »Drahtzieher« im Innern unseres Körpers.

Eigentlich sind **Hormone** nichts weiter als die Produkte einiger unserer Drüsen oder anderer Gewebe-Substanzen, die in winzig kleinen Mengen an unser Blut abgegeben werden. Aber dafür haben sie es in sich: Biologisch sind sie hoch aktiv und können einiges bewirken. Einmal von ihren Produzenten ausgeschüttet, wandern sie durch die Blutbahnen bis zu den jeweiligen Organen, denen sie etwas zu

»sagen« haben. Wie Boten übermitteln sie dort ihre Informationen und Befehle, die sie bei sich tragen, geben sie wichtige Signale für die Arbeit dieser Organe. So koordinieren, regulieren und steuern sie unseren gesamten Stoffwechsel und das Funktionieren unserer Organe, kurbeln deren Aktivitäten an oder bremsen übereifrige Reaktionen. Und das alles, ohne selbst richtig in Erscheinung zu treten. Unmerklich für uns ziehen sie die Fäden im Hintergrund, damit der ganze Organismus wie am Schnürchen läuft.

Damit dabei aber kein Chaos ausbricht, hat die Natur die Zuständigkeiten ganz geschickt geregelt: Um ihre Botschaft loszuwerden, müssen die Hormone dort, wo sie »empfangen« werden sollen, vor Anker gehen. Und das funktioniert nur, wenn das jeweilige Organ einen für dieses Hormon passenden Ankerplatz, einen sogenannten Rezeptor, aufweist. So gibt es die unterschiedlichsten Arten von Hormonen, die jeweils ganz bestimmten Organen und Stoffwechselprozessen zugeordnet sind und exakt festgelegte Aufgaben erfüllen. Das von der Schilddrüse produzierte Hormon Thyroxin ist zum Beispiel unter anderem dafür verantwortlich, daß Ihre Haut gesund und schön aussieht – es könnte aber niemals dafür sorgen, daß in Ihren Eierstöcken Monat für Monat eine Eizelle heranreift. Dafür sind zwei andere Hormone zuständig – aber davon später mehr.

Von seinem jeweiligen »Job« hängt es jedoch ab, ob ein Hormon bei Frauen und Männern gleichermaßen oder nur bei einem der beiden Geschlechter aktiv ist und ob dieses Hormon ein Leben lang oder nur zu bestimmten Zeiten gebildet wird. So ist beispielsweise das Insulin, das Hormon der Bauchspeicheldrüse, für uns alle absolut lebenswichtig (sein Mangel führt unweigerlich zur Zuckerkrankheit), während männliche und weibliche Geschlechtshormone erst mit Beginn der Pubertät ihre Bedeutung gewinnen und in benötigter Menge produziert werden.

Doch obwohl die verschiedenen Hormone so unterschiedliche Funktionen zu erfüllen haben, sind sie alle Teil eines Ganzen unseres sogenannten »endokrinen Systems«, das sich aus einer Vielzahl einzelner, mehr oder weniger ineinandergreifender Regelkreise zusammensetzt. Das Geheimnis dieser Regelkreise liegt in dem ausgewogenen Gleichgewicht ihrer Kräfte. Nur wenn der Haushalt der Hormone ausgeglichen ist, funktioniert unser gesamter Organismus problemlos, und wir fühlen uns rundherum wohl. Doch sobald dieses ausgeklügelte System aus dem Gleichgewicht gerät, spüren wir das am eigenen Leib. Erst dann wird uns so richtig bewußt, wie wichtig diese unsichtbaren »Drahtzieher« im Körper für unsere Gesundheit sind. Ein gutes Beispiel dafür ist der weibliche Zyklus.

»Typisch weiblich« – Der Zyklus der Frau und seine Hormone

Wie nachhaltig Hormone unser ganzes Leben bestimmen, merken Frauen am stärksten an ihrem Menstruationszyklus. Periodisch immer wiederkehrend wie Ebbe und Flut bestimmen die hormonellen Veränderungen im weiblichen Organismus etwa 40 Jahre lang Monat für Monat nicht nur den Rhythmus der fruchtbaren und unfruchtbaren Zeiten, sie tragen auch viel zu unserem Wohlbefinden und Unwohlsein bei. Ob Stimmungslage oder Liebeslust, ob körperliche oder geistige Leistungsfähigkeit, ob Appetit oder Schlafbedürfnis – das alles wird durch das Auf und Ab der Hormone in den verschiedenen Zyklus-Phasen beeinflußt. So hat gerade eine Studie gezeigt, daß Frauen in der Phase des Eisprungs stärker auf männliche Reize und Signale reagieren. Der Hormon-Effekt läßt sich also trotz Feminismus und Emanzipation nicht wegdiskutieren.

Hauptakteure in diesem Spiel der zyklischen Gezeiten sind zweifellos die weiblichen Geschlechtshormone – auch wenn sie ohne die komplizierte Wechselwirkung mit anderen Vertretern des Hormonsystems ihren Part nicht reibungslos übernehmen können. So kann beispielsweise ein Zuviel des **Schilddrüsen-Steuerungshormons TRH** (**Thyreotropin-Releasinghormon**) den weiblichen Zyklus gewaltig durcheinanderbringen. Und ein erhöhter Spiegel des Hormons **Prolaktin** kann sogar zum gänzlichen Ausbleiben der Regelblutung führen. Doch davon später mehr.

Obwohl die Geschlechtshormone bereits nach der Geburt mit zum Wachstum des Säuglings beitragen, haben sie ihren eigentlichen großen Auftritt erst zu Beginn der Pubertät. Vor allem das Eierstockhormon Östrogen, das bis dahin nur in winzigen Mengen produziert wurde, übernimmt dann eine wichtige Rolle. Seine vermehrte Ausschüttung beeinflußt die körperlichen und seelischen Veränderungen des jungen Mädchens, bis es sich zu einer Frau entwikkelt hat. Mit der ersten Monatsblutung, der **Menarche**, beginnen schließlich die »fruchtbaren« Jahre der Frau. Von nun an ist ihr Leben durch den periodisch immer wiederkehrenden Menstruationszyklus geprägt. Erst am Anfang der Wechseljahre, wenn der Körper seine Östrogen-Produktion langsam und allmählich wieder einstellt und die monatlichen Blutungen ausbleiben, klingt auch das rhythmische Auf und Ab der Hormone endgültig wieder ab.

In all den Jahren dazwischen nimmt jedoch das zyklische Geschehen seinen naturgegebenen Verlauf. Antriebskraft dafür sind verschiedene Hormone des weiblichen Organismus, die parallel zum Monatszyklus in ihrem eigenen periodischen Rhythmus gebildet werden. So gibt Monat für Monat der Hypothalamus, der große Ko-

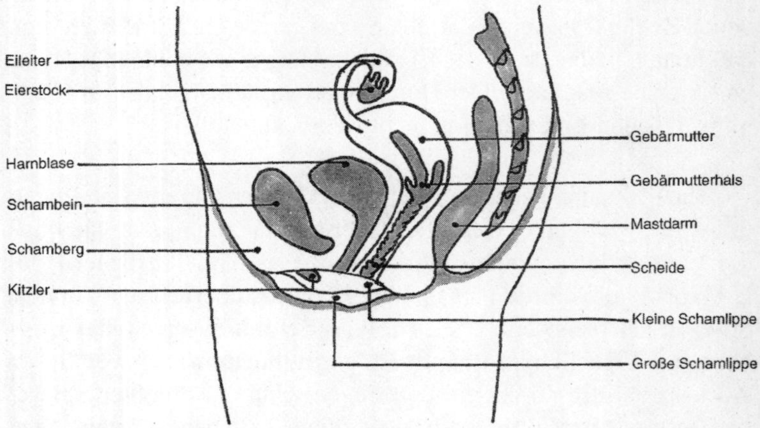

Die Geschlechtsorgane der Frau

ordinator im Zwischenhirn, mit Hilfe einiger stimulierender Hormone das Startsignal für die Hirnanhangdrüse, die **Hypophyse**, ihrerseits fleißig, zwei Hormone zu produzieren:

◊ das **Follikel-stimulierende Hormon**, kurz **FSH**, und

◊ das **Luteinisierende Hormon**, kurz **LH**.

Diese beiden konzentrieren nun als gut eingespieltes Team ihre ganze Kraft auf die Eierstöcke (Ovarien) und bewirken so, daß in einem der beiden, umgeben vom sogenannten **Follikel**, einem winzigen Bläschen, langsam eine **Eizelle** heranreift. Der Follikel wiederum bildet – angekurbelt durch das FSH – das wichtigste weibliche Geschlechtshormon überhaupt: das **Östrogen**. Dieses sorgt in dieser ersten Zyklushälfte dafür, daß die Regelblutung zum Stillstand kommt und in der Gebärmutter eine neue, möglichst dicke Schleimhaut aufgebaut wird. Ist die Eizelle soweit herangereift, daß sie befruchtungsfähig ist, gibt ihr das LH sozusagen einen »Schubs«, die Follikel-Hülle platzt auf, und die Eizelle »springt« heraus in den Eileiter. Die zweite Zyklushälfte beginnt.

Nach diesem **Eisprung**, der **Ovulation**, wandert die Eizelle in Richtung Gebärmutter, während die leere Hülle im Eierstock zurückbleibt und – angeregt durch das LH – gelbe Farbpartikelchen einlagert. Es entsteht der **Gelbkörper** (Corpus luteum), der in der zweiten Zyklushälfte zusätzlich zum Östrogen auch das Hormon **Progesteron** bildet. Dieses Hormon, das auch als »Schwangerschafs-Schutzhormon« bezeichnet wird, lockert nun die vom Östrogen aufgebaute Schleimhaut in der Gebärmutter so auf, daß eine befruchtete Eizelle darin gut »Wurzeln schlagen« könnte. Es wäre alles für eine Schwangerschaft vorbereitet.

Nistet sich tatsächlich eine **befruchtete Eizelle** dort ein, produziert sie schnell ein eigenes Hormon, das **HCG** (Humanes Choriongonadotropin), das der Hypophyse sofort meldet: »Achtung, Schwangerschaft! Bitte keine neuen Eizellen reifen lassen.« Auch Östrogen und Gestagen werden zunächst noch von den Eierstöcken und der befruchteten Eizelle, später dann vom Mutterkuchen produ-

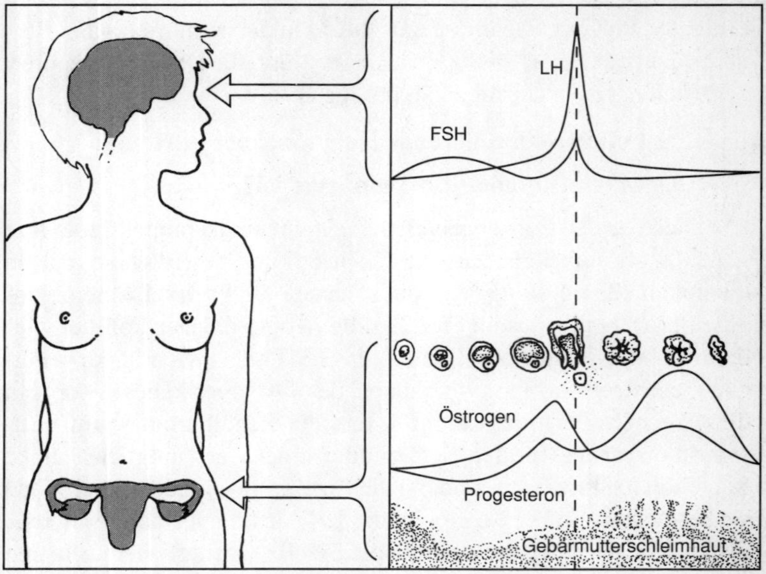

Antriebskraft für den weiblichen Zyklus sind die vier Hormone Östrogen, Progesteron, FSH und LH, die in ihrem eigenen periodischen Rhythmus vom Körper gebildet werden.

ziert, so daß kein Bedarf für Nachschub besteht. Dadurch ist die Ausschüttung von FSH und LH blockiert, der Zyklus ruht bis zum Ende der Schwangerschaft.

Ist die reife Eizelle auf ihrer Wanderschaft durch den Eileiter in Richtung Gebärmutter jedoch nicht von einem Samenfaden befruchtet worden, nimmt die Produktion von Progesteron ab. Der Gelbkörper ist »verbraucht«. In dem Augenblick, wo der Spiegel des Hormons, das die Schleimhaut in der Gebärmutter erhält, unter einen gewissen Punkt absinkt, wird die Schleimhaut abgestoßen. Es kommt zur **Monatsblutung**, zur Menstruation. Durch den absinkenden Hormonspiegel im Blut wird aber auch der Hypothalamus auf diesen »Mangel« aufmerksam. Sofort gibt er der Hypophyse das Signal zur erneuten Produktion von FSH und LH. Ein neuer Zyklus beginnt.

Sie sehen also: Ohne Ihre hormonellen »Antreiber« läuft nichts – auch wenn Sie selbst davon nicht allzu viel merken. Das einzige dieser Hormone, das überhaupt für uns Frauen in irgendeiner Form offen zutage tritt, ist das Progesteron. Denn dieses vom Gelbkörper produzierte Hormon erhöht die Körpertemperatur leicht. Und das können Sie selbst messen.

Wichtig dabei ist, daß Sie morgens sofort nach dem Aufwachen – am besten sogar immer zur selben Zeit – mit einem Digitalthermometer ihre Temperatur bestimmen. Diese sogenannte **Basaltemperatur** können Sie in eine Tabelle eintragen. Während die Werte in der ersten Zyklushälfte so etwa um 36,5 Grad Celsius pendeln, steigt die Körpertemperatur ein bis zwei Tage nach dem Eisprung um ungefähr 0,5 Grad Celsius an. Das in der zweiten Zyklushälfte ausgeschüttete Progesteron zeigt deutlich seine Wirkung.

Diese »erhöhte« Temperatur hält 14 Tage an und fällt dann, wenn der Gelbkörper »verbraucht« ist, wieder auf den Ausgangswert zurück. Die Menstruation beginnt. Bleibt die Temperatur jedoch länger als 16 Tage auf dem höheren Niveau, ohne daß eine Blutung eintritt, so ist das mit größter Wahrscheinlichkeit das allererste Zeichen für eine Schwangerschaft. Vorausgesetzt, Sie haben nicht gerade eine Grippe.

Doch nicht nur eine frühe Schwangerschaft läßt sich an der **Basaltemperatur-Kurve** ablesen:

- ◊ Gibt es zum Beispiel gar keinen Temperaturanstieg während des ganzen Zyklus, so hat Ihr Körper auch kein Progesteron gebildet. Das heißt: Es hat gar kein **Eisprung** stattgefunden.
- ◊ Steigt die Temperatur nicht sprunghaft, sondern treppenförmig oder nur leicht an oder bleibt sie nur für kurze Zeit auf ihrem höheren Niveau, so wird wahrscheinlich nicht genügend Progesteron gebildet. Dahinter könnte eine **Gelbkörper-Schwäche** stecken.

◊ Mit Hilfe des Temperaturanstiegs läßt sich aber auch der genaue **Zeitpunkt des Eisprungs** ermitteln, was viele Frauen zur Empfängnisverhütung auf natürliche Weise, aber auch, um geplant schwanger zu werden, nutzen.

Ihr Arzt kann also anhand Ihrer Aufzeichnungen einiges über Ihren Zyklus erfahren. Doch auch Sie selbst können mit dieser Methode Ihren Körper und seine Funktionen besser kennenlernen.

Der hormonelle Regelkreis – Ein labiles Gleichgewicht

Im Regelkreis der weiblichen Geschlechtshormone kommt es also – wie Sie gesehen haben – immer darauf an, daß jeder einzelne »Bote« mit seinen Informationen und Impulsen genau zum richtigen Zeitpunkt zur Stelle ist. Ist das aus irgendeinem Grund nicht der Fall, gerät das ganze sensibel ausgewogene System durcheinander: Stellen Sie sich zum Beispiel vor, Ihre Hormone seien alle Sänger in einem Chor, der einen wunderschönen Kanon singt. Immer wenn der Chorleiter, die Hypophyse, den Einsatz gibt, stimmt einer der Solisten das Lied an. Hat dieser eine ganz bestimmte Stelle der Melodie erreicht, setzt der nächste ein, und erst wenn alle Sänger nacheinander ihre Strophe beendet haben, beginnt der erste auf das Zeichen des Chorleiters hin wieder von vorn.

Doch was passiert, wenn einer der Sänger seinen Einsatz verpaßt oder ihm mitten im Lied die Luft wegbleibt? Der Kanon gerät völlig aus dem Takt. Aus dem harmonischen Gleichklang wird ein Mißklang. Dasselbe passiert auch mit Ihrem Zyklus und den damit zusammenhängenden Organen, wenn die daran beteiligten Hormone ihren »Einsatz« verpassen oder nicht in so ausreichender Menge vorhanden sind, daß sie ihren Part voll übernehmen können.

Wenn zum Beispiel das Zwischenhirn nicht genügend stimulierende Hormone zur Hirnanhangdrüse schickt, produziert diese weniger FSH und LH als nötig wären. So kann es passieren, daß gar kein Follikel reift. Es kann kein Eisprung stattfinden, weshalb auch kein Gelbkörper und damit auch kein Progesteron gebildet werden.

Möglich ist ebenfalls, daß zwar genügend FSH vorhanden ist, um einen Follikel reifen zu lassen, aber das LH nicht rechtzeitig zur Stelle ist, um das Signal für den Eisprung zu geben. Auch dann existiert in diesem Zyklus keine Gelbkörper-Phase.

Die Blutung in solchen **Zyklen ohne Eisprung** tritt dann nicht aufgrund von Progesteron-Mangel ein, sondern weil der Körper nicht mehr für genügend Östrogen-Nachschub sorgen kann. Denn da kein Progesteron den weiteren Aufbau der Schleimhaut in der Gebärmutter stoppt, wächst diese immer weiter, wird dicker und dicker und »frißt« immer größere Mengen an Östrogen. Das schafft der Eierstock irgendwann nicht mehr, und es kommt zur Menstruation – oft jedoch später und stärker als in Zyklen mit einem Eisprung.

Ein weiteres schwaches Glied im Kanon der Zyklushormone kann das Progesteron sein. Selbst wenn ein Eisprung stattfindet, ist es trotzdem möglich, daß danach nicht mehr genügend LH vorhanden ist, um einen ausreichenden Gelbkörper aufrechtzuerhalten. Und je weniger Gelbkörper, desto weniger Progesteron. Die Schleimhaut in der Gebärmutter wird nicht so lange erhalten, wie bei einem normalen Progesteron-Spiegel. Es kommt früher zu einer Blutung.

Darüber hinaus ist durch eine solche **Gelbkörper-Schwäche** aber auch die empfindliche Balance zwischen Östrogen und Progesteron gestört. Das Östrogen bekommt eindeutig ein Übergewicht. In dem Augenblick jedoch, wo nicht genügend Progesteron vorhanden ist, um ein hormonelles Gegengewicht dazu zu bilden, können sich – wie wir später noch sehen werden – zahlreiche Beschwerden bemerkbar machen.

Der hormonelle Regelkreis des weiblichen Zyklus ist also äußerst sensibel und störanfällig. Kein Wunder, denn bei einem so fein abgestimmten System bedarf es nur einer winzigen Kleinigkeit, um das ganze aus dem Gleichgewicht zu bringen – unabhängig davon, an welcher Stelle des Kreislaufs diese Störung auftritt. Denn aufgrund der komplizierten Wechselwirkungen und engen Beziehungen der einzelnen Akteure untereinander sind dann alle gleicherma-

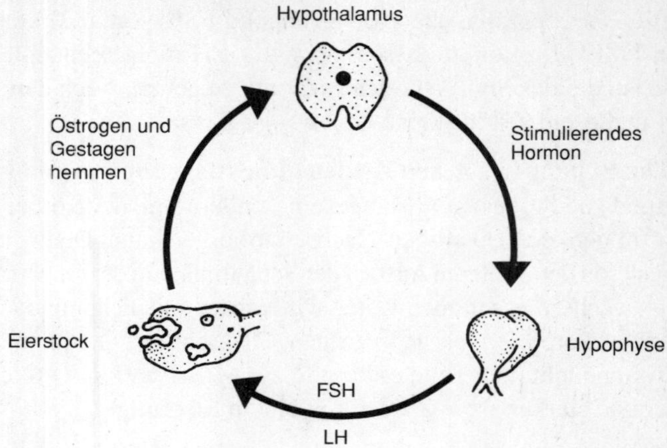

Der Regelkreis der weiblichen Geschlechtshormone ist ein fein abgestimmtes, sehr sensibles System

ßen in Mitleidenschaft gezogen. Hat sich erst ein – und wenn auch noch so leiser – Mißklang eingeschlichen, ist die gesamte Harmonie gestört.

Das spüren Frauen auch sehr schnell, wenn sie in die **Wechseljahre**, ins **Klimakterium**, kommen. Denn mit zunehmendem Alter erschöpft sich die Zahl der Follikel, die noch heranreifen könnten, und die Eierstöcke selbst werden langsam »taub« für die von der Hirnanhangdrüse ausgesandten Hormon-Botschaften. So produzieren sie zwar noch Östrogen, und die Gebärmutterschleimhaut wird nach wie vor aufgebaut – die Eisprünge bleiben aber allmählich immer öfter aus. Die Zyklen verkürzen oder verlängern sich, die Menstruation bleibt auch schon mal einige Zeit ganz aus, um dann unerwartet mit einer starken Blutung wieder auszubrechen. Diese Symptome sind ein Hinweis auf den für die Frühphase der Wechseljahre typischen **Mangel an Gelbkörperhormon**. Einige Frauen leiden in dieser Phase unter depressiven Verstimmungen und Wassereinlagerungen in den Beinen, die ebenfalls dem abfallenden Progesteronspiegel zuzuschreiben sind.

Der Östrogenspiegel hingegen bleibt zu Beginn der Wechseljahre noch relativ stabil. Aber je mehr die Eierstöcke sich zurückbilden, desto weniger Östrogene produzieren sie. Einzig die männlichen Hormone, die in der Nebennierenrinde gebildeten Androgene, können im Fettgewebe des weiblichen Organismus noch in Östrogen umgewandelt werden. Die Mengen, die hierbei produziert werden, hängen von der Anzahl der Fettdepots ab - je kompakter also eine Frau ist, desto höhere Östrogen-Dosen werden auf diese Weise freigesetzt. So kommt es, daß gewichtigere Frauen häufig nicht so stark mit Wechseljahrsbeschwerden zu kämpfen haben. Doch auch dieser Trick des weiblichen Körpers kann auf Dauer den natürlichen Verlauf nicht aufhalten: Der Östrogen-Spiegel sinkt rapide. Nach der unwiderruflich letzten Monatsblutung, der **Menopause**, ist es dann endgültig soweit: Gelbkörperhormon ist nicht mehr nachweisbar, die Östrogen-Werte nähern sich ebenfalls dem Nullpunkt, und die Hirnanhangdrüse, nun nicht mehr in ihrer Aktivität gehemmt, schüttet über viele Jahre hinweg **große Menge der beiden Hormone FSH und LH** aus. Doch vor allem der enorme **Östrogen-Mangel** ist es, der den Frauen im Klimakterium so zu schaffen macht. Er stellt den ganzen Hormonhaushalt komplett auf den Kopf. Und meist dauert es einige Jahre, bis sich ein neues Gleichgewicht eingependelt hat.

Wenn die Balance gestört ist – Ursachen für ein Ungleichgewicht der Hormone

Solche Störungen des hormonellen Gleichgewichts können verschiedene Ursachen haben. So ist es beispielsweise möglich, daß anatomische Fehlbildungen, Entzündungen oder eine **Unterentwicklung der Eierstöcke** die normale Produktion der Hormone verhindern. Aber auch die Einnahme von **Medikamenten** wie Psychopharmaka oder Mitteln gegen Bluthochdruck und Rheuma sowie schwere **Allgemeinerkrankungen** wie Störungen der Schilddrüsen-Funktion und die Zuckerkrankheit können den hormonellen Regelkreis aus der Balance bringen.

Ein wesentlich häufigerer Störenfried ist jedoch der **Streß**. Denn da das Zwischenhirn auch ein »Knotenpunkt« für das vegetative Nervensystem ist, können erhöhte Belastungen und seelische Spannungen den Hypothalamus in seiner Arbeit beeinträchtigen. Die Hormonproduktion wird quasi schon von »ganz oben« blockiert oder aus dem Takt gebracht – als wenn der Chorleiter unserer Kanonsänger zwischendurch mit etwas anderem beschäftigt wäre und dadurch vergessen würde, seine Einsätze zu geben.

Eng mit Streß hängt auch ein weiterer Störfaktor zusammen, der selbst aus dem Kreis der Hormone stammt: das **Prolaktin**. Dieses ebenfalls in der Hypophyse produzierte Hormon hat direkt eigentlich nichts mit dem weiblichen Zyklus zu tun. Sein »Job« ist es vielmehr, nach der Geburt eines Babys die Milchbildung (Laktation) in den Brustdrüsen der jungen Mutter anzuregen.

Normalerweise ist der Saugreiz beim ersten Anlegen des Neugeborenen das Startsignal für die Hirnanhangdrüse, dieses Hormon vermehrt auszuschütten, das sonst nur in sehr geringen Mengen im Organismus der Frau vorhanden ist. Inzwischen wissen die Hormonforscher aber, daß das Prolaktin auch außerhalb seiner von der Natur geregelten Arbeitszeiten oft in Aktion tritt – zum Beispiel nach operativen Eingriffen und nach der Einnahme bestimmter Medikamente, bei einem Tumor in der Hypophyse, bei schlechter Ernährung und vor allem bei Streß. Warum das so ist, konnte bisher noch nicht endgültig geklärt werden.

Eines steht jedoch fest: Wenn der Prolaktin-Spiegel im Blut bei Frauen außerhalb der Stillzeit erhöht ist – die Mediziner nennen das »**Hyperprolaktinämie**« -, so hemmt dies die Bildung von LH in der Hypophyse. Und das kann einen Eisprung verhindern. Außerdem bremst vermehrt vorhandenes Prolaktin die Wirkung, die das LH und das FSH auf die Eierstöcke haben. Die Folgen können eine unzureichende Eireifung, eine Gelbkörper-Schwäche und dadurch ein Mangel an Progesteron sein.

Diese Störung »von außen« kann also den gesamten hormonellen Regelkreis des weiblichen Zyklus durcheinanderbringen. Das Prolaktin wäre demnach in unserem »Hormon-Chor« ein Background-Sänger, der normalerweise für Untermalung der Melodie im Hintergrund sorgt, der sich bei bestimmten Anlässen so in den Vordergrund drängelt, daß er die anderen Stimmen regelrecht übertönt.

Dabei reichen schon winzige Verschiebungen im hormonellen Gleichgewicht aus, um die Harmonie zu stören. Bereits eine geringfügige Erhöhung des Prolaktin-Spiegels im Blut kann die beschriebenen Folgen haben, obwohl der Zyklus nach außen hin noch ganz normal erscheint. Dem Prolaktin kommt deshalb eine größere Bedeutung zu als es auf den ersten Blick scheinen mag.

Und uns Frauen sollte besonders der Zusammenhang zwischen einem erhöhten Prolaktin-Wert und übermäßigem Streß zu denken geben. Nicht selten muten wir uns nämlich viel zu viel zu, ohne dabei auch einmal an unseren Körper zu denken. So berichten viele Frauen, daß in Zeiten, in denen sie sich körperlich oder seelisch stark belastet fühlen, ihre Regelblutung einfach aussetzt. Ihr Körper war so strapaziert, daß seine normalen biologischen Funktionen ihm einfach zu viel wurden. Den Monatszyklus »einzustellen«, war seine Art, sich zur Wehr zu setzen.

Fast sieht es also so aus, als wenn die Natur hier eine »Notbremse« eingebaut hätte. Und die dürfte bei unseren heute vielfach vorhandenen Doppel- und Dreifachbelastungen wohl auch oft nötig sein. Noch besser wäre es jedoch, wir würden wieder etwas mehr auf unseren Körper »hören«, ohne daß dieser sich erst in hormonellen Gleichgewichtsstörungen und den damit zusammenhängenden krankhaften Beschwerden bemerkbar machen muß.

Schließlich können solche Zyklusstörungen und -unregelmäßigkeiten letztendlich sogar dazu führen, daß die **Wechseljahre** früher als normal einsetzen, die letzte Regelblutung also schon weit vor dem 50. Lebensjahr stattfindet. Streß und extreme körperliche und seelische Belastungen spielen dabei wiederum ebenso eine Rolle wie eine **ungesunde Lebensweise**: Schlechte Ernährung, mangelnde Bewegung und vor allem das Rauchen sind Gift für die körpereigene Östrogenproduktion. So tritt bei starken Raucherinnen, wie Studien gezeigt haben, die letzte Monatsblutung bis zu fünf Jahre früher ein als bei Nichtraucherinnen. Umgekehrt können eine überdurchschnittlich gute, vollwertige Ernährung und sanfte sportliche Betätigung die Menopause immerhin um zwei bis drei Jahre hinausschieben – ebenso wie eine späte Schwangerschaft, die sich wie ein wahrer Östrogen-Jungbrunnen auswirkt.

Dennoch ist das Klimakterium – wie die Pubertät auch – eine ganz **normale biologische Phase** in einem Frauenleben, in der der Hormonhaushalt des weiblichen Organismus jedoch noch einmal komplett umgekrempelt wird. Kein Wunder, daß dabei in der Regel kleinere oder größere Beschwerden nicht ausbleiben. Nach der Menopause schließlich schreitet der Alterungsprozeß des gesamten Organismus unaufhaltsam fort. Die rund vier Jahrzehnte dauernde fruchtbare Zeit ist zu Ende, die Schwelle zu den »reifen« Jahren überschritten. Wie eine Frau diese Zeit des Umbruchs erlebt, und was sie für sich persönlich daraus weiterentwickelt, hängt jedoch vor allem von ihr ab.

»Gleichgewichtsstörungen« – Frauenleiden und ihre Ursachen

Zyklusstörungen: Was ist bei der Regel regelmässig?

Erinnern Sie sich noch? »Meine Monatsblutung kommt mit schöner Unregelmäßigkeit.« So beschrieb die Fremdsprachenkorrespondentin Ellen K. sehr anschaulich ihr Problem. Doch was ist bei der Regel überhaupt regelmäßig? Eigentlich nur, daß sie im Laufe eines Frauenlebens in bestimmten Abständen immer wieder auftritt. In Anlehnung an den Mond-Kalender haben die Mediziner dafür irgendwann einmal einen Rhythmus von 28 ± 2 Tagen als »normalen« weiblichen Zyklus festgelegt. Doch ebenso wie die meisten Babys sich bei ihrer Geburt nicht exakt an den errechneten Stichtag halten, ist auch dieser Idealfall recht selten. Nur eine von 100 Frauen erfüllt laut Untersuchungen diese Norm. Bei allen anderen liegen im Durchschnitt 25 bis 30 Tage zwischen zwei Regelblutungen. Denn der Körper jeder Frau hat seinen ureigenen Biorhythmus und deshalb auch seinen ganz persönlichen Monatszyklus. Während bei einer Frau die Menstruation pünktlich alle 27 Tage beginnt, bekommt eine andere ihre Regel im 31-Tage-Rhythmus, ohne daß das etwa »unnormal« wäre.

Sogar Schwankungen von Monat zu Monat sind durchaus üblich: Ob Streß am Arbeitsplatz, ein paar durchtanzte Nächte, die Strapazen einer langen Reise oder eines Umzugs, Ärger in der Partnerschaft oder Frisch-Verliebt-Sein – das alles kann auch einen sonst regelmäßigen Zyklus um einige Tage verkürzen oder verlängern. Und sogar die Blutung selbst kann einmal schwach, beim nächsten Mal aber wieder sehr stark sein. Das ist ebenfalls völlig normal. Denn schließlich sind Frauen ja keine Roboter mit eingebauter Zeitschaltuhr!

Wie unser körperliches Wohlbefinden und unsere seelischen Stimmungen Tag für Tag und Monat für Monat wechseln, so kann auch unser Zyklus schwanken. Lassen Sie sich also nicht von der 28

± 2 -Tage-Norm verunsichern. Finden Sie statt dessen besser Ihren eigenen, ganz persönlichen Rhythmus heraus – mit allen seinen kleinen »Abweichungen«, die dazugehören.

Trotzdem gibt es natürlich auch Unregelmäßigkeiten, die nicht mehr ganz im Bereich des »Normalen« liegen. Die Ärzte haben hierfür – wie für den »normalen« Zyklus auch – Grenzen festgelegt, um eine Diagnose zu erleichtern. Sicher, nicht jede Abweichung von der »28 ± 2 -Tage-Norm« bedeutet gleich, daß etwas nicht in Ordnung ist. Grundsätzlich gilt jedoch: Wenn Sie starke Schmerzen während der Menstruation oder andere zyklisch immer wiederkehrende körperliche und seelische Beschwerden haben, sollten Sie unbedingt so schnell wie möglich einen Arzt aufsuchen und sich einmal gründlich untersuchen lassen. Denn hinter Regel-Unregelmäßigkeiten können natürlich auch mal ernste Ursachen stecken.

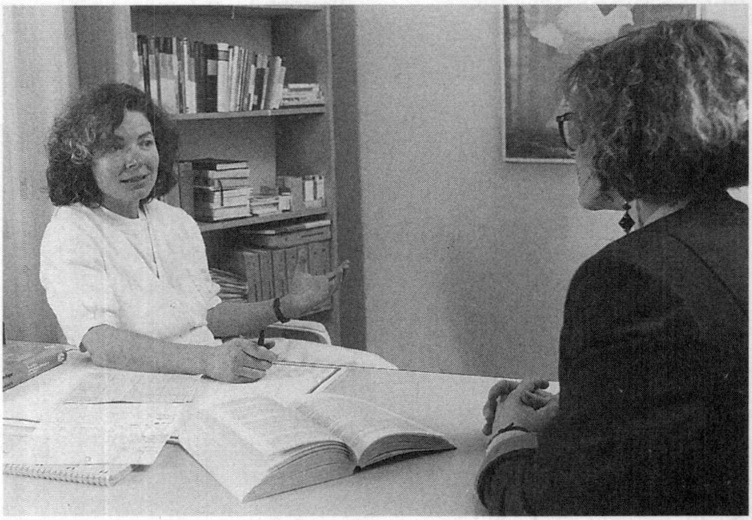

Über Zyklus-Beschwerden sollten Sie mit Ihrem/er Arzt/Ärztin sprechen

Ganz allgemein unterscheiden die Gynäkologen folgende Zyklusstörungen:

◊ EIN SEHR KURZER ZYKLUS: Wenn Ihr Zyklus kürzer als 24 Tage ist und Sie dementsprechend häufiger Blutungen haben, sprechen die Mediziner von einer **Polymenorrhoe** (poly = viel). Ursache ist fast immer eine Unterfunktion der Eierstöcke aufgrund einer hormonellen Störung. Oft bleibt auch der Eisprung aus. Auf jeden Fall liegt eine Gelbkörper-Schwäche vor, wodurch zuwenig Progesteron gebildet wird.

◊ EIN ZU LANGER ZYKLUS: Wenn Ihr Zyklus länger als 32 Tage dauert und Sie dadurch selten eine Blutung haben, liegt eine **Oligomenorrhoe** (oligo= selten) vor. Dahinter steckt ebenfalls meistens eine hormonell bedingte Unterfunktion der Eierstöcke. In diesen sehr langen Zyklen finden fast nie Eisprünge statt. Unter Umständen kann ein einmaliger sehr langer Zyklus aber auch auf eine ganz frühe Fehlgeburt hinweisen.

◊ AUSBLEIBENDE REGELBLUTUNGEN: Bleibt Ihre Menstruation ganz aus, obwohl Sie bereits mehr oder weniger regelmäßige Blutungen gehabt haben, nennt der Arzt das **Amenorrhoe**. Die natürlichste Form einer Amenorrhoe wäre selbstverständlich eine Schwangerschaft. Auch die nahenden Wechseljahre können sich mit länger ausbleibenden, seltener werdenden Regelblutungen ankündigen. Wenn Sie jedoch mit Sicherheit wissen, daß Sie nicht schwanger sind und sich nicht bereits dem Klimakterium nähern, dann ist an einer Amenorrhoe in den allermeisten Fällen eine Hormonstörung schuld. Oft macht sich so vor allem ein stark erhöhter Prolaktinspiegel bemerkbar – nicht selten als die bereits beschriebene »Notbremse« des Organismus bei extremen körperlichen und seelischen Belastungen. Ab und zu können jedoch auch schwere Allgemeinerkrankungen, Entzündungen an den Geschlechtsorganen, Tumore in der Hypophyse oder Wucherungen an den Eierstöcken die Ursache für das Ausbleiben der Regel sein – ebenso wie für zu kurze und zu lange Zyklen natürlich auch.

◊ Zu schwache Blutungen: Ist der Östrogeneinfluß während der ersten Zyklusphase zu gering, wird in der Gebärmutter nur wenig Schleimhaut aufgebaut. Dadurch kommt es zu einer sehr schwachen Menstruation, medizinisch **Hypomenorrhoe** (hypo = unter) genannt.

◊ Zu starke oder zu lange Blutungen: Im Gegensatz zu den sehr schwachen Blutungen kann eine sehr starke oder sehr lange Menstruation, eine **Hypermenorrhoe** (hyper = über), viel eher das Wohlbefinden beeinträchtigen. Möglicherweise haben Sie dann eine Entzündung an Ihren Geschlechtsorganen, ein Myom, also eine gutartige Geschwulst in Ihrer Gebärmutter, oder auch gutartige Wucherungen der Gebärmutter-Schleimhaut (Endometriose). Doch auch ohne organische Ursachen kann es zu solchen starken Blutungen kommen – und zwar nach Zyklen ohne Eisprung. Wenn nämlich in diesen Fällen aufgrund der Gelbkörper-Schwäche ein Ungleichgewicht zwischen Östrogen und Progesteron besteht, wird zwar verstärkt Schleimhaut in der Gebärmutter aufgebaut, in der zweiten Zyklushälfte aber nicht aufgelockert. Das Abstoßen dieser dicken Schleimhautschicht führt dann zu einer starken und unter Umständen sehr langen Blutung.

◊ Zwischenblutungen: Die zwischen zwei Menstruationen auftreten, sollten grundsätzlich vom Arzt abgeklärt werden. Denn dahinter können Entzündungen, aber auch gut- und bösartige Tumore der Geschlechtsorgane stecken. Einzige Ausnahmen sind leichte Blutungen direkt nach dem Eisprung. Das ist etwas ganz Natürliches.

◊ Vorblutungen: Also Blutungen, die bereits vor der eigentlichen Menstruation einsetzen, sind dagegen fast immer hormonell bedingt. Schuld daran ist eine Gelbkörper-Schwäche und dadurch eine verkürzte Produktion von Progesteron.

◊ Schmerzhafte Blutungen: Treten während der Menstruation starke Krämpfe und Schmerzen im Unterleib auf, sprechen die Ärzte von einer **Dysmenorrhoe** (dys = Störung).

Sie spüren dabei verstärkt das Zusammenziehen der Gebärmutter, während die Schleimhaut abgestoßen wird. Auch dies kann wiederum – wie die starken Blutungen – organische Ursachen haben. Daneben spielen jedoch hier ebenfalls die Seele und die Hormone eine wesentliche Rolle. Vor allem die Prostaglandine, Gewebshormone, die in der Gebärmutter gebildet werden, sollen nach Meinung von Wissenschaftlern hier die »Bösewichte« sein. Denn sie regen die Gebärmutter zu ihren krampfartigen Bewegungen an, weshalb diese Hormone auch zur Geburtseinleitung benutzt werden. Schuld an einer gestörten Prostaglandin-Produktion ist vermutlich wieder ein Ungleichgewicht zwischen Östrogen und Progesteron in der zweiten Hälfte des Zyklus – und dahinter kann auch ein erhöhter Prolaktin-Spiegel stecken. Grundsätzlich treten diese sehr schmerzhaften Regelblutungen fast ausschließlich in Zyklen mit einem Eisprung auf.

Ob Ihren Zyklusstörungen organische Erkrankungen oder hormonelle Gleichgewichtsstörungen zugrunde liegen, kann allerdings nur der Arzt genau feststellen. Er wird Sie deshalb zunächst einmal ausführlich nach Ihrer Vorgeschichte, Ihren jetzigen Beschwerden und gesundheitlichen Veränderungen befragen und Sie dann gründlich untersuchen. Findet er durch Abtasten, Zellabstriche und Ultraschallkontrollen keine infektiösen Entzündungen oder organischen Veränderungen, wird er Sie bitten, für einen oder mehrere Zyklen Ihre Basaltemperatur zu messen und aufzuzeichnen. Außerdem wird er im Labor durch eine Blutanalyse an bestimmten Tagen Ihres Zyklus den Spiegel Ihrer Hormone – Östrogen, Progesteron, FSH, LH und ganz wichtig Prolaktin – bestimmen lassen und eventuell an diesen Tagen auch durch eine Ultraschalluntersuchung das Follikelwachstum und den Aufbau der Gebärmutterschleimhaut kontrollieren. Liegen alle Ergebnisse vor, wird er Ihnen eine mögliche Behandlung vorschlagen.

Deutet nachweislich nichts auf organische Ursachen hin, ist ein entscheidendes Kriterium für therapeutische Maßnahmen natürlich Ihr ganz persönliches Wohlbefinden. So wird eine Frau, die zwar sehr kurze Zyklen ohne Eisprünge hat, jedoch keine weiteren Beschwerden verspürt, einer gezielten Behandlung vielleicht erst zustimmen, wenn sie sich ein Kind wünscht. Und auch eine sehr starke Blutung ohne Schmerzen und Krämpfe, für die der Arzt »nur« ein hormonelles Ungleichgewicht aber keine weitere Ursache gefunden hat, ist möglicherweise nicht für jede Betroffene ein Grund, etwas dagegen zu tun. Doch bedenken Sie: Das Einpendeln eines zuvor »unfruchtbaren« Zyklus in einen »fruchtbaren« geschieht nicht auf Knopfdruck und erfordert meist etwas Geduld – vielleicht sind dann Ihre besten Jahre für das Wunschkind verstrichen. Und ständig starke Blutungen gehen irgendwann einmal bei jeder Frau an die Substanz – Blutarmut und Eisenmangel, die sofort behandelt werden müssen, sind die unangenehmen Folgen.

Also: Auch wenn Ihre Zyklusunregelmäßigkeiten für Sie nicht unbedingt Krankheitswert haben und Ihr Wohlbefinden nicht nachhaltig beeinträchtigen, sollten Sie gemeinsam mit Ihrem Arzt überlegen, was am besten zu tun sei. Und sollten Sie unter den Problemen mit Ihrer Menstruation immer wieder leiden – wie Ellen K. –, dann ist es ohnehin dringend an der Zeit, daß Sie etwas dagegen unternehmen.

Unfruchtbarkeit: Wenn das Wunschkind auf sich warten lässt

»Warum klappt es denn bei uns nicht?«, fragten die Lehrerin Christiane B. und ihr Mann Rolf. Doch diese beiden sind keineswegs, wie sie in ihrer eigenen Betroffenheit vielleicht meinen, ein Einzelfall. Für immerhin 10 bis 15 Prozent aller verheirateten Paare in Deutschland bleibt der Wunsch nach eigenem Nachwuchs unerfüllt. Die Gründe dafür sind sehr unterschiedlich, und oft ist nicht allein eine einzige Ursache schuld an der ungewollten Kinderlosigkeit, sondern ein ganzes Knäuel verschiedener Faktoren. Dies gilt es dann zu entwirren – Schritt für Schritt und bei beiden Partnern von Anfang an gleichermaßen. Denn zum Kinderkriegen gehören nun mal zwei. Nach Schätzungen von Experten sind die Ursachen einer Unfruchtbarkeit recht gleichmäßig auf beide Geschlechter verteilt: So sind sie in jeweils etwa 30 Prozent aller Fälle allein bei der Frau oder allein beim Mann zu finden, und in ebenfalls etwa 30 Prozent haben beide Partner Probleme. Bei den restlichen 10 Prozent läßt sich trotz intensiver diagnostischer Maßnahmen kein eindeutiger Grund finden – ein Anteil, der in Zukunft durch ständig verbesserte Untersuchungsmöglichkeiten wohl immer weiter zusammenschrumpfen wird.

Nicht selten sind die vermeintlich unfruchtbaren Paare aber einfach nur zu ungeduldig. Denn – auch wenn das angesichts der vielen ungewollten Schwangerschaften schwer zu glauben ist – normalerweise klappt es selbst bei zwei völlig gesunden Partnern nicht auf Anhieb. Durchschnittlich dauert es vier bis fünf Monate, nicht selten sogar ein Jahr, bis eine Empfängnis erfolgt. Machen Sie sich also nicht allzu vorschnell Gedanken und Sorgen, wenn das Wunschkind auf sich warten läßt. Wenn jedoch trotz regelmäßigen Geschlechtsverkehrs zu vermeintlich fruchtbaren Zeiten im Zyklus nach einem Jahr immer noch keine Schwangerschaft eingetreten ist, dann sollten sich beide Partner einmal gründlich ärztlich untersuchen lassen – nach Möglichkeit gleich von einem Spezialisten.

Wichtig ist, daß der Mann tatsächlich von Anfang an in die Ursachenforschung mit einbezogen wird, auch wenn ihn der Arztbesuch vielleicht mehr Überwindung kostet als seiner Partnerin. Sonst geht oft viel wertvolle Zeit verloren. Dabei ist es beim Mann viel unkomplizierter festzustellen, ob er zeugungsfähig ist oder nicht. Eine **Analyse des männlichen Samens** (Sperma) zeigt sofort, ob genügend gesunde und bewegliche Samenzellen für eine mögliche Befruchtung vorhanden sind. Infektionskrankheiten, hormonelle Störungen, aber auch Alkohol, Rauchen, die Einnahme von Medikamenten und Umweltbelastungen können die Produktion von Spermien und deren Qualität beeinträchtigen. Sollte das der Fall sein, kann der Arzt durch bestimmte Arzneimittel versuchen, die Zahl der befruchtungsfähigen Samenzellen zu erhöhen.

Ergibt die **Sperma-Untersuchung** jedoch keinerlei Anhaltspunkte, dann sollten Sie als Frau sich in die Behandlung eines erfahrenen Gynäkologen begeben. Bei Frauen unterscheiden die Mediziner einerseits, ob es für die Betroffene unmöglich ist, ein Kind zu empfangen (Sterilität), und andererseits, ob es für sie unmöglich ist, ein Kind auszutragen (Infertilität). Für beide Arten der Unfruchtbarkeit gibt es verschiedene Ursachen. So können zum Beispiel Entzündungen der Scheide und Veränderungen des Schleims am Muttermund die männlichen Samenfäden daran hindern, bis zum befruchtungsfähigen Ei vorzudringen. Entzündungen oder Verwachsungen der Eileiter können umgekehrt ein ungestörtes Hindurchwandern der Eizelle in Richtung Gebärmutter vereiteln. Letzteres ist in etwa einem Drittel aller Fälle schuld daran, daß Frauen kein Kind empfangen können.

Weit häufiger – nämlich bei mehr als der Hälfte aller betroffenen Frauen – sind aber wiederum **Störungen im Gleichgewicht der Hormone** die Ursache für die ungewollte Kinderlosigkeit:

- ◊ Es findet überhaupt kein Eisprung statt, so daß keine befruchtungsfähige Eizelle vorhanden ist.
- ◊ Der Follikel produziert in der ersten Zyklushälfte nicht genügend Östrogen. Dadurch wird der Schleim des Muttermundes nicht so verändert, daß er für Samenfäden durchgängig ist.
- ◊ Es findet zwar ein Eisprung statt, aber der Gelbkörper ist zu schwach, um genügend Progesteron zu produzieren. Die Gebärmutter-Schleimhaut wird so ungenügend aufgelockert, so daß sich eine befruchtete Eizelle dort gar nicht oder nicht richtig einnisten kann. In diesem Fall hat zwar eine Empfängnis stattgefunden, aber die Schwangerschaft kann trotzdem nicht fortbestehen.

Um herauszufinden, welches Problem bei Ihnen ganz persönlich vorliegt, wird Ihr Arzt Sie zunächst einmal gründlich auf organische Veränderungen hin untersuchen und Sie dann bitten, Ihre Basaltemperatur zu messen und aufzuzeichnen. Darüber hinaus bestimmt er Ihre Hormonwerte für Östrogen, FSH, LH, Progesteron und vor allem auch Prolaktin. Mit Hilfe einer Ultraschall-Untersuchung kann er außerdem – wenn er über die entsprechenden Erfahrungen verfügt – nachschauen, ob in Ihren Eierstöcken Follikel heranreifen, ob dort eventuell Zysten die Funktion stören und ob sich die Schleimhaut in der Gebärmutter gut aufbaut. Erst wenn der Arzt aufgrund dieser Ergebnisse noch keinen Anhaltspunkt dafür hat, warum Sie sich bisher vergeblich ein Kind wünschen, wird er eine Bauchspiegelung (Laparoskopie) anordnen.

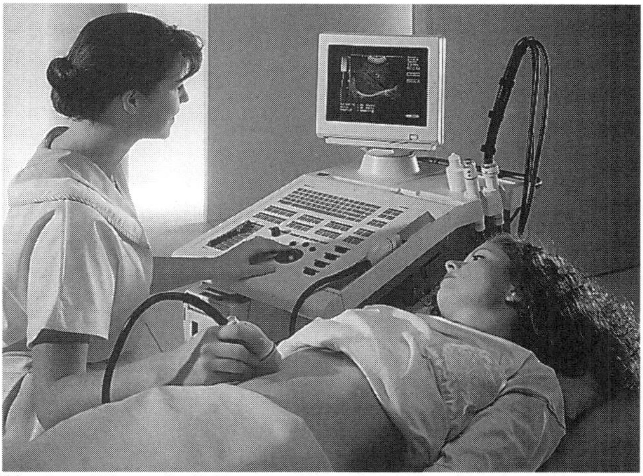

Mit Hilfe einer Ultraschall-Untersuchung kann der Arzt feststellen, ob in den Eierstöcken Follikel heranreifen.

Dabei wird unter Vollnarkose zunächst ein kleiner Schnitt im Nabel gemacht, und durch diesen hindurch leitet der untersuchende Arzt ein gut verträgliches Gas in Ihren Bauchraum. Auf diese Weise hebt sich die Bauchdecke und ermöglicht es so, daß der Arzt mit einem optischen Gerät, einem sogenannten Endoskop, Ihre Gebärmutter, Ihre Eierstöcke und Eileiter gut betrachten kann. Wird dabei gleichzeitig von der Scheide aus ein Kontrastmittel eingespritzt, läßt sich gut erkennen, ob die Eileiter durchgängig sind oder möglicherweise Verwachsungen aufweisen. Dies kann der Gynäkologe aber leider nur im Rahmen einer Bauchspiegelung feststellen. Da es sich dabei jedoch um einen Eingriff handelt, müssen Sie zu dieser Untersuchung in jedem Fall Ihr schriftliches Einverständnis erteilen.

Doch solche umfangreiche Diagnostik ist bei den meisten Frauen glücklicherweise gar nicht nötig. Denn – wie bereits gesagt – bei der Mehrzahl der Betroffenen sind Störungen im hormonellen Gleichgewicht schuld an der ungewollten Kinderlosigkeit. Und diese lassen sich in der Regel bereits anhand der Temperaturkurve und der Hormonspiegel recht gut ablesen.

Falls bei Ihnen jedoch ein Ungleichgewicht der Hormone vorliegt, sollten Sie sich noch einmal in Erinnerung rufen, wie es zu einer solchen Störung kommen kann: Eine nicht unwesentliche Rolle können dabei psychische Probleme und Streß spielen, die unter anderem zu einer erhöhten Produktion des Hormons Prolaktin führen können. Dieser erhöhte Prolaktin-Spiegel wiederum kann den Eisprung verhindern, eine Gelbkörper-Schwäche verursachen und das Gleichgewicht zwischen Östrogen und Progesteron erheblich stören. Und genau hier liegt der Teufelskreis!

Denn wenn Sie sich nichts sehnlicher wünschen als ein Kind, setzen Sie sich und Ihren Partner – auch wenn es völlig ungewollt und unbeabsichtigt ist – ständig unter einen enormen Erfolgsdruck. Mal abgesehen von Ihrem vielleicht auch sonst nicht ganz streßfreien Leben zwischen Haushalt, Beruf, Hobbys, Familie und Freunden, haben Sie nun auch noch zusätzlich die Belastungen von ärztlichen Untersuchungen verschiedenster Art. Und sogar die Liebe – wenn sie nach dem Kalender geplant wird – gerät zum Streß. Im Hinblick auf Ihre hormonelle Situation nicht gerade die besten Voraussetzungen, um schwanger zu werden!

Vielleicht überlegen Sie deshalb einmal allein oder besser gemeinsam mit Ihrem Partner in aller Ruhe, warum Sie sich so dringend ein Kind wünschen und warum Sie es damit so eilig haben. Diesen Rat hat der Arzt auch Christiane und Rolf B. als erstes mit auf den Weg gegeben. Sicher, sein eigenes Baby in den Armen zu halten, ist etwas Wunderschönes. Aber kann nur ein Kind Ihrem Leben Sinn geben? Sind Sie mit Ihrem Partner nicht auch so glücklich – ohne ein Kind?

Versuchen Sie einmal, etwas Abstand zu Ihrem persönlichen Problem zu gewinnen, nicht mehr alle Gedanken allein darum kreisen zu lassen. Mit etwas mehr Ruhe und Gleichmut wird die Therapie, die Ihr Arzt Ihnen verordnet, bestimmt auch besser anschlagen. Denn wenn aufgrund von hormonellen Gleichgewichtsstörungen das Wunschkind auf sich warten läßt, ist dagegen in vielen Fällen ein Kraut gewachsen.

Prämenstruelles Syndrom: Wenn der Körper »verrückt« spielt

Die Tage vor den Tagen haben es bei vielen Frauen in sich. Ob schmerzende Brüste wie bei der Friseuse Juliane N. oder Übelkeit, starke Kopfschmerzen und Gereiztheit, die der Hausfrau Marianne Z. jeden Monat zu schaffen machten – das, was die Ärzte »**Prämenstruelles Syndrom**«, kurz **PMS**, nennen, hat viele Gesichter. Unter diesem Oberbegriff fassen die Mediziner alle gesundheitlichen Probleme von Frauen zusammen, die immer wieder abhängig vom weiblichen Zyklus vor der Menstruation auftreten – um am ersten oder zweiten Tag der Regelblutung wieder spurlos zu verschwinden.

Dies kann auf eine Vielzahl unterschiedlicher Beschwerden zutreffen: von einem aufgedunsenen Unterleib und geschwollenen, schmerzenden Brüsten über Gewichtszunahme, Hautausschläge, Krämpfe und Kopfschmerzen bis hin zu Müdigkeit, Konzentrationsschwäche, Rückenschmerzen, Schwindelgefühlen und Übelkeit. Sogar Asthma-Anfälle können vor den Tagen gehäuft auftreten. Doch nicht nur der Körper, auch die Seele kann prämenstruell leiden. So werden viele Frauen vor ihrer Regelblutung depressiv, ziehen sich total zurück und neigen zu Tränenausbrüchen. Andere bekommen Angstzustände bis hin zur Panik oder zu Selbstmordgedanken. Und wieder andere sind überaus gereizt, nervös und aggressiv.

Aber, werden Sie jetzt sagen, alle diese Beschwerden können die verschiedensten Ursachen haben. Gewiß, hinter Übelkeit kann eine Magenverstimmung, hinter Kopf- und Rückenschmerzen können zum Beispiel starke Muskelverspannungen stecken. Diese Erkrankungen, nur weil sie hier erwähnt sind, immer gleich als Symptome eines Prämenstruellen Syndroms einzuordnen, wäre daher absolut falsch und gefährlich. Treten sie jedoch zyklisch auf, ausschließlich vor der Menstruation, dann ist diese Bezeichnung durchaus gerechtfertigt. Dieses zeitliche Zusammentreffen mit einer bestimmten Phase des weiblichen Zyklus ist der einzige gemeinsame Nenner all dieser körperlichen und seelischen Probleme.

Dabei können die Beschwerden natürlich einmal stärker, einmal schwächer und auch mal gar nicht zu spüren sein. Oder eine Frau kann in einem Monat unter Schwindel und Übelkeit, im anderen unter Eßstörungen leiden. Das Prämenstruelle Syndrom ist kein einheitliches Krankheitsbild, sondern individuell ganz verschieden ausgeprägt. Fest steht nur, daß die Symptome irgendwann zwischen dem Eisprung und der nächsten Monatsblutung auftreten und mit Beginn der Menstruation wieder aufhören.

Aber auch wenn jede von PMS betroffene Frau ihre ganz persönlichen gesundheitlichen Probleme hat, so gibt es doch einige Gemeinsamkeiten. Eines der **Hauptsymptome**, das in rund 70 Prozent aller Fälle auftritt, sind anschwellende, spannende und schmerzende Brüste – von den Ärzten **Mastodynie** genannt. Für viele Frauen bedeutet dies – wie für Juliane N. – regelrechte Qualen, weil ihre Brüste und Brustwarzen auf jede noch so leichte Berührung derart empfindlich reagieren, daß sie wirklich aufschreien könnten. In dieser Zeit können sich auch flüssigkeitsgefüllte Zysten und Verdikkungen im Gewebe bemerkbar machen, oder die Brustdrüsen sondern etwas Sekret ab. Doch kaum setzt bei den betroffenen Frauen die Blutung ein, sind diese unangenehmen Begleiterscheinungen wieder verschwunden, die Brüste fühlen sich wieder weich an.

Wie es zu diesen prämenstruellen Beschwerden kommt und warum viele Frauen ganz plötzlich, von einem Monat zum anderen, darunter leiden, hat die Wissenschaft bisher noch nicht endgültig geklärt. Die Forscher vermuten allerdings, daß auch hinter diesem Krankheitsbild wieder Störungen im hormonellen Gleichgewicht stecken – zumal PMS häufig bei Frauen auftritt, die gleichzeitig auch Zyklusstörungen haben. Schuld daran, daß die Brüste anschwellen, daß der Unterleib sich aufgedunsen anfühlt, daß die Finger dick werden und daß der Kopf schmerzt, sind Wassereinlagerungen im Gewebe. Und dafür ist ein Überschuß an Östrogen in der zweiten Zyklushälfte verantwortlich. Umgekehrt bedeutet dies jedoch, daß der Körper aufgrund einer Gelbkörper-Schwäche zu wenig Progesteron bildet. Die Balance zwischen diesem Hormon und dem Östrogen ist empfindlich gestört. Und hier kommt natürlich auch wieder ein möglicherweise erhöhter Prolaktin-Spiegel ins Bild, der zu dieser Verschiebung führen kann.

Neben den vermehrten Wassereinlagerungen kann ein Zuviel an Östrogen aber noch andere Veränderungen hervorrufen. So stört beispielsweise ein extrem hoher Östrogen-Spiegel im Blut den Stoffwechsel des Vitamins B6, wodurch depressive Verstimmungen entstehen. Auch der Appetit wird durch einen Östrogen-Überschuß angeregt. Selbst wenn also scheinbar kein Zusammenhang zwischen einzelnen Symptomen besteht, gibt es über die Hormone des weiblichen Zyklus doch wichtige Verbindungen.

Wenn Sie unter immer wiederkehrenden Beschwerden leiden, beobachten Sie deshalb mit Hilfe eines Kalenders selbst einmal, ob ein zeitlicher Zusammenhang mit Ihrem Zyklus besteht. Ihr Arzt wird Sie nämlich bestimmt danach fragen. Am besten Sie messen auch gleich Ihre Basaltemperatur. Gibt es keine Hinweise auf andere Ursachen, wird Ihr Arzt Sie gynäkologisch untersuchen und Ihre Hormonspiegel für Östrogen, Progesteron und Prolaktin bestimmen.

Sollten Sie starke Schmerzen in Ihren Brüsten haben, wird der Arzt diese zunächst ganz vorsichtig abtasten und anschließend wahrscheinlich eine Röntgenuntersuchung, eine **Mammographie**, sowie eine **Ultraschall-Untersuchung** (Sonographie) der Brüste anordnen. Beide Verfahren sind für Sie völlig ungefährlich und schmerzfrei. Sie brauchen also keine Angst davor zu haben – auch nicht vor einer unnötigen Strahlenbelastung. Denn die modernen Verfahren, die heute angewandt werden, haben diese bis auf ein Minimum verringert. Während die Mammographie es ermöglicht, selbst kleinste

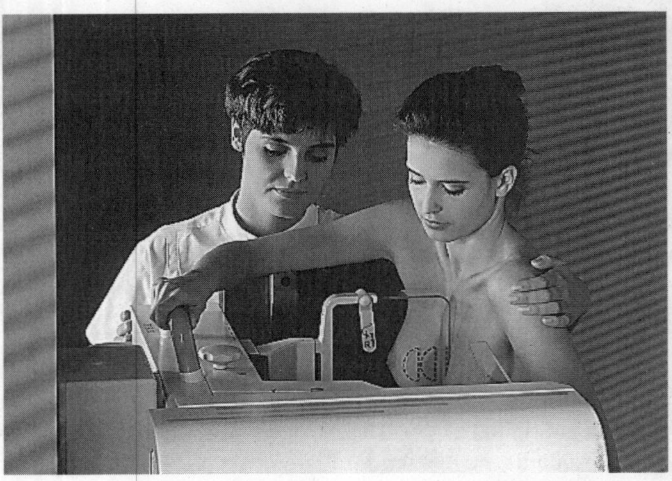

Vor einer Mammographie, einer Röntgenuntersuchung Ihrer Brust, müssen Sie keine Angst haben.

Knoten in der Brust zu beurteilen, macht der Ultraschall vor allem flüssigkeitsgefüllte Zysten gut sichtbar. Der Arzt kann mit dieser Methode auch gut kontrollieren, wie sich Ihre Brüste nach der Regelblutung verändern und wie die Therapie, die er Ihnen verordnen wird, anschlägt.

Viele Frauen werden jetzt fragen, ob sie sich auch behandeln lassen müssen, wenn ihre Brüste nur am Tag vor der Periode spannen. Nun, zunächst einmal »müssen« Sie gar nichts. Beim Prämenstruellen Syndrom ist genauso wie bei Zyklusstörungen allein Ihr ganz persönliches Wohlbefinden ausschlaggebend dafür, ob Sie sich in Ihrem täglichen Leben beeinträchtigt fühlen oder nicht. Wenn Sie also nur direkt am Vortag der nächsten Menstruation einige Beschwerden haben, ist das schon fast normal.

Dagegen gibt es Frauen, die zehn, vierzehn Tage lang erhebliche gesundheitliche Probleme haben, kaum noch wissen, wie sie ihre alltäglichen Aufgaben bewältigen sollen und sich absolut unwohl in ihrer Haut fühlen – zumal sie sich oft nicht erklären können, warum ihr Körper so »verrückt« spielt. So haben viele Frauen in den Tagen vor den Tagen tatsächlich das Gefühl, sie seien nicht mehr sie selbst, da käme eine ganz andere Person zum Vorschein, die sie aber nicht unbedingt leiden mögen. Das drückt die Stimmung dann zusätzlich, macht vielleicht sogar Schuldgefühle gegenüber dem Partner und der Familie. Und solche negativen Gefühle verschlechtern das Befinden dann noch mehr.

Die Erklärung, daß es nur ihre Hormone seien, die sie aus dem Gleichgewicht werfen, tröstet sie dabei zunächst einmal überhaupt nicht. Trotzdem sollten Sie sich, wenn Sie unter PMS leiden, nicht total aus der Bahn werfen lassen. Akzeptieren Sie, daß Ihr Körper Ihnen nicht einfach einen Streich spielt, sondern sich in diesen Beschwerden lauthals zu Wort meldet. Hören Sie auf ihn und versuchen Sie, ihm zu helfen – Ihr Arzt kann Ihnen sagen wie.

Mastopathie: Die Angst vor dem Knoten

Knoten in den eigenen Brüsten zu entdecken, gehört wohl mit zu den schrecklichsten Erfahrungen, die eine Frau machen kann. Sofort zieht das Schreckgespenst Krebs vor dem geistigen Auge auf. So ging es auch der Bankangestellten Bärbel R., die sich kaum traute, einen Termin bei ihrem Arzt zu verabreden. Doch nicht jeder Knoten in der Brust ist gleich Krebs. Die meisten dieser Gewebewucherungen sind nämlich gutartig und völlig harmlos, wie die Frauenärzte immer wieder betonen. Bis zu einem gewissen Grad sind knotige Veränderungen in den Brüsten nach Meinung von Experten sogar normal – vor allem, wenn sie abhängig vom weiblichen Zyklus in der Phase vor der Regelblutung auftreten.

Sind solche knotigen Veränderungen jedoch permanent vorhanden und verursachen sie sogar Beschwerden, dann sind sie nicht mehr allein auf zyklische Schwankungen zurückzuführen. Wenn sich eine oder beide Brüste knotig, verhärtet und verdickt anfühlen und deutlich Zysten zu ertasten sind, liegt hier – wie bei Bärbel R. – eine chronische Wucherung des Binde- und Drüsengewebes vor. Und auch

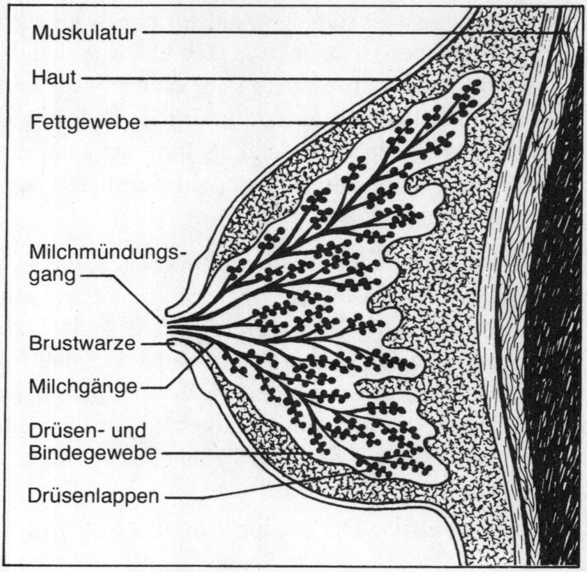

Aufbau der weiblichen Brust

wenn sich diese vor der Menstruation besonders stark durch Druckschmerzen und Spannungen bemerkbar macht, diese Veränderungen des Gewebes sind den ganzen Zyklus über vorhanden. Die Ärzte bezeichnen dieses Krankheitsbild als **Mastopathie**.

Je nachdem, welcher Teil des Brustgewebes wuchert, unterscheiden sie dabei zwei Formen:

◊ die **fibröse Mastopathie**, bei der nur das Bindegewebe der Brust verstärkt zunimmt, und

◊ die **fibrozystische Mastopathie** mit vermehrtem Wachstum von Binde- und Drüsengewebe, wodurch vor allem Zysten, also mit Flüssigkeit gefüllte Kapseln im Bindegewebe, entstehen.

Je nachdem, wie umfangreich, wie schnell und wie weit fortgeschritten dieses überschießende Gewebewachstum ist, unterscheiden die Mediziner außerdem noch zwischen drei verschiedenen Stadien der Mastopathie. Dabei berücksichtigen sie auch, ob sich bereits Zellen des Brustgewebes untypisch verändert haben (Mastopathie Typ III). Ist das der Fall – was glücklicherweise nur selten vorkommt -, kann dies unter Umständen für die betroffene Frau ein erhöhtes Krebsrisiko bedeuten. Wohlgemerkt Risiko – es muß nicht unbedingt auch zu einer Brustkrebs-Erkrankung kommen.

Frauen, die an einer solchen chronischen Mastopathie leiden, sollten jedoch schon in ihrem eigenen Interesse die Untersuchungen zur Früherkennung von Krebs sehr ernst nehmen. Regelmäßige ärztliche Überwachung sollte für sie ebenso selbstverständlich sein wie die eigene Kontrolle ihrer Brüste – auch wenn dies vielleicht aufgrund der bereits vorhandenen knotigen Veränderungen recht schwierig ist. Wie Sie Ihre Brüste richtig selbst abtasten, habe ich in meinem »Ratgeber Brustkrebs« (erschienen ebenfalls bei GERMA PRESS) ausführlich beschrieben.

Doch keine Angst! Wie gesagt, in der überwiegenden Mehrzahl der Fälle ist die Mastopathie eine gutartige Erkrankung der Brust – und sie bleibt es auch. Betroffen davon sind vor allem Frauen etwa ab dem 40. Lebensjahr, also in der Zeit vor Beginn der Wechseljahre, wenn die Eierstöcke in ihrer Aktivität nachlassen. Durch eine unzureichende Follikel-Reifung produziert der Körper dann nicht mehr genug Progesteron, so daß trotzdem ein Östrogen-Überschuß entsteht. Und diese hormonelle Gleichgewichtsstörung – so vermuten die Wissenschaftler – begünstigt das krankhafte Wachstum des Brustgewebes. Bei den meisten Frauen stecken aber außer den normalen Veränderungen in diesem Alter Störungen in ihrem hormonellen Regelkreis hinter den Beschwerden. Vor allem ein erhöhter Prolaktin-Spiegel, der die Arbeit der Hypophyse beeinträchtigt, ist häufig zu beobachten.

Wird eine Mastopathie nicht behandelt, nehmen die Veränderungen im Laufe der Zeit weiter zu; die Beschwerden verschlimmern sich. Erst wenn die betroffenen Frauen ihre Wechseljahre überstanden haben und endgültig die letzte Regelblutung stattgefunden hat, bildet sich das knotige Gewebe zurück, weil die Eierstöcke dann so gut wie kein Östrogen mehr produzieren. Bei Frauen, die während ihrer Wechseljahre eine Hormontherapie mit Östrogenen erhalten, kann jedoch die Mastopathie durchaus noch weiter fortschreiten. Der behandelnde Arzt sollte deshalb unbedingt zum Östrogen ergänzend auch eine Gestagen-Komponente als Ausgleich verordnen.

Wichtig ist in jedem Fall – wie bereits gesagt – eine regelmäßige ärztliche Kontrolle. Wenn Sie knotige Veränderungen in Ihren Brüsten spüren, ist es daher besser, sich gründlich untersuchen zu lassen, als den Kopf in den Sand zu stecken und in ständiger Angst zu leben. Ihr Arzt wird dabei zunächst Ihre Brüste vorsichtig, aber sehr sorgfältig abtasten und sicherlich Blut für eine Hormonbestimmmung von Östrogen, Progesteron und Prolaktin abnehmen. Dann wird er – wie bei einer Mastodynie und anderen Brustbeschwerden auch – eine Mammographie und eine Ultraschall-Untersuchung der Brust anordnen. Sollten Ihre Brüste bereits in früheren Jahren einmal geröntgt worden sein, weisen Sie Ihren Arzt ruhig darauf hin oder besorgen Sie sich schon vorab das Röntgenbild von Ihrem damaligen Arzt. Denn eine solche frühere Aufnahme bietet Fachleuten gute Vergleichsmöglichkeiten, wie sich Ihre Brüste verändert haben.

Sondern Ihre Brustwarzen ein Sekret ab, kann dies an krankhaften Veränderungen der Milchgänge liegen. Da diese im normalen Röntgenbild einer Mammographie nicht sichtbar sind, kann der Arzt, wenn er ganz sicher gehen will, zusätzlich eine sogenannte **Galaktographie**, eine spezielle röntgenologische Darstellung der Milchgänge, durchführen. Dazu spritzt er durch eine dünne Kanüle von der Brustwarze aus ein Kontrastmittel in einzelne Milchgänge, was allerdings leicht schmerzhaft und unangenehm für Sie sein kann. Auf diese Weise läßt sich jedoch exakt orten, in welchen Abschnitten krankhafte Veränderungen vorhanden sind.

Normalerweise reichen diese bildgebenden Verfahren völlig aus, um eine Mastopathie eindeutig zu beurteilen. Erst wenn Zweifel darüber bestehen, ob sich eventuell doch schon einige Zellen bösartig verändern, wird der Arzt auf die Entnahme einer Gewebeprobe bestehen. Doch dies ist nur bei schweren und weit fortgeschrittenen Erkrankungen der Fall.

Früherkennung und Frühbehandlung wird daher nicht nur bei Tumorleiden, sondern auch bei gutartigen Veränderungen der Brust groß geschrieben. Und damit sind Sie wieder an der Reihe! Denn Früherkennung ist in erster Linie Ihre Aufgabe. Immerhin bestätigen Gynäkologen, daß rund 80 Prozent aller Knoten in der Brust von den Frauen selbst entdeckt worden sind. Deshalb raten die Mediziner allen Frauen dringend, zusätzlich zur jährlichen ärztlichen Untersuchung zur Krebsfrüherkennung einmal im Monat – am besten nach der Regelblutung – selbst ihre Brüste zu kontrollieren (siehe Seite 48).

Wenn Sie sich die nächste Seite genau ansehen, werden Sie feststellen, daß es gar nicht so schwierig ist. Nur etwas Zeit und Ruhe sollten Sie sich schon dafür nehmen. Aber das kann Ihnen ja ohnehin nicht schaden. Kommt Ihr Körper nicht vielleicht sowieso oft zu kurz? Doch obwohl Sie ihn wahrscheinlich nicht selten recht sträflich vernachlässigen – wie auch Bärbel R. das getan hat -, erwarten Sie von ihm, daß er stets reibungslos funktioniert. Dabei wäre es gar nicht so schwer, sich ab und zu mal etwas intensiver um ihn zu kümmern. Solche vorsorgliche Selbstuntersuchung der Brust könnte ein erster Anfang sein. Wenn Sie jedoch schon unter einer Mastopathie leiden, gehört noch etwas mehr dazu.

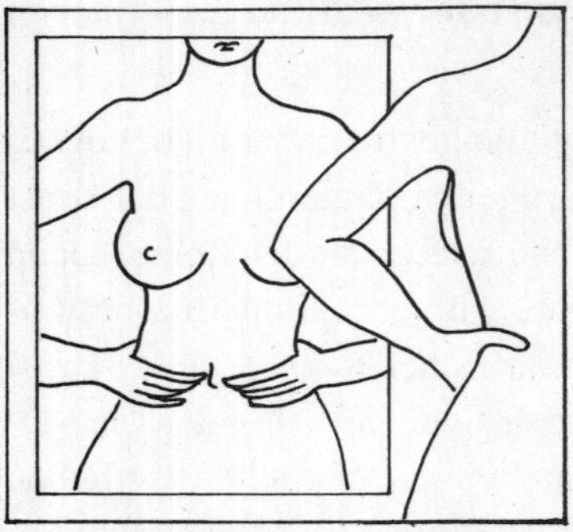

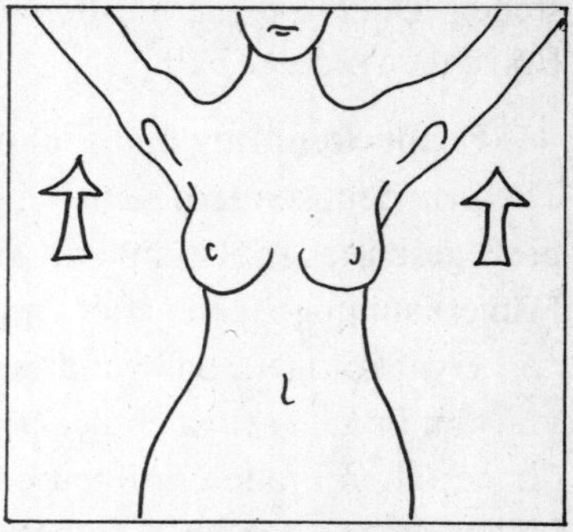

1. Stellen Sie sich vor einen Spiegel, und stützen Sie die Hände auf die Hüften. Nun schauen Sie sich Ihre Brüste in aller Ruhe an, ob Sie irgendwelche Veränderungen daran entdecken – zum Beispiel eingezogene Brustwarzen, Größenunterschiede, Rötungen und Einziehungen der Haut oder Ekzeme.
2. Dann heben Sie Ihre Arme und beobachten dabei wieder Ihre Brüste. Folgen beide Brüste der Bewegung? Ist die Höhe der Brustwarzen gleich?

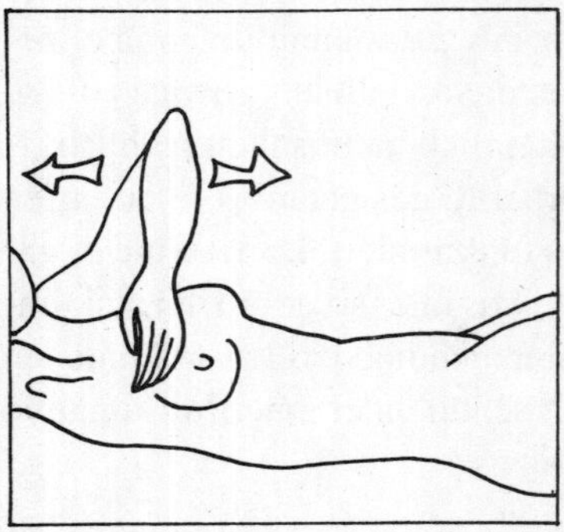

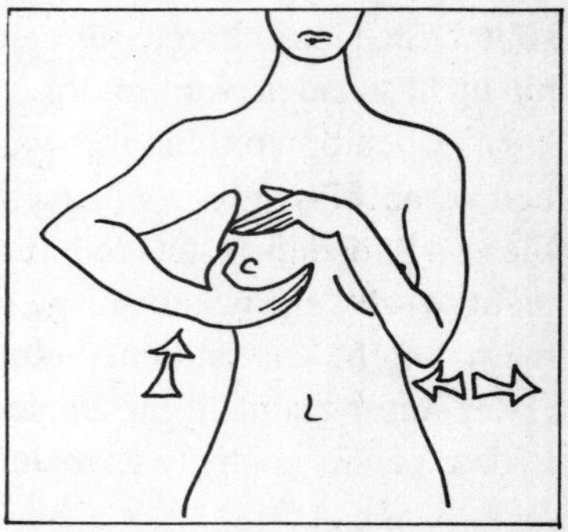

3. Auf dem Rücken liegend verschränken Sie eine Hand unter dem Kopf. Jetzt tasten Sie die Brust dieser Seite sanft mit dem vorderen Teil der Handfläche ab. Die Finger dabei gerade und geschlossen halten. Wichtig ist, daß Sie ganz systematisch vorgehen: einmal vom Brustbein zur Brustmitte, dann von außen zur Brustmitte hin. Anschließend parallel von unten nach oben und von oben nach unten. Vergessen Sie die Bereiche um den Warzenhof, die Achselhöhle und das Gewebe zwischen Brust und Achselhöhle nicht.
4. Legen Sie im Stehen eine Hand unter die Brust und heben Sie sie an. Fühlen Sie mit der anderen Hand die Brust streichend und tastend auf Verhärtungen ab. Prüfen Sie auch die Brustwarzen: Tritt Blut oder Sekret aus?

Wechseljahre: Auf der Suche nach dem Gleichgewicht von morgen

»Ich bin einfach nicht mehr ich selbst,« klagte die PTA Anna K. So wie sie fühlen sich viele Frauen, wenn sie in die Wechseljahre kommen. Nichts ist mehr, wie es einmal war. Nicht nur der Hormonhaushalt verändert sich radikal, das ganze körperliche und seelische Gleichgewicht gerät ins Wanken, der Lebensweg ist noch einmal an einer Kreuzung angelangt. Und obwohl das **Klimakterium** keine Krankheit, sondern eine ganz normale biologische Phase, sozusagen eine »umgekehrte Pubertät« ist, bringt diese Zeit des Umbruchs gewaltige Veränderungen und nicht selten auch Beschwerden mit sich. Beschwerden, die durchaus Krankheitscharakter haben und schlimmstenfalls über mehrere Jahre andauern können.

Etwa drei mal sieben Jahre dauert der gesamte Umstellungsprozeß, fast ein Drittel eines Frauenlebens. In der ersten Phase, von den Medizinern als »**Prämenopause**« (Prä = vor der Menopause) bezeichnet, gerät der Zyklus allmählich aus dem Takt. Er wird, auch wenn er dies bisher nie gewesen ist, immer unregelmäßiger, die Eisprünge bleiben immer öfter aus, und das Gelbkörperhormon ist dementsprechend bereits Mangelware. Es kann in dieser Zeit aber auch durchaus noch zu einer völlig ungeplanten späten Schwangerschaft kommen. Je unempfindlicher die Eierstöcke jedoch für die Steuerungsbefehle des Gehirns werden, und je weniger Östrogene sie produzieren, desto seltener stellt sich eine Menstruation ein. Phase zwei beginnt: die »**Perimenopause**« (Peri = um, herum).

In diesem Lebensabschnitt stößt dann die Gebärmutter ein allerletztes Mal aus eigenem Antrieb mit einer natürlichen Blutung ihre Schleimhaut ab. Die »**Menopause**« ist da, die fruchtbare Zeit ist endgültig vorbei. Ob es tatsächlich die letzte spontane Regelblutung war, läßt sich logischerweise erst rückblickend mit hundertprozentiger Sicherheit sagen. Deshalb warten die Ärzte zwölf Monate ab, ob sich wirklich keine Menstruation von selbst mehr einstellt. Erst dann sprechen sie von der »**Postmenopause**« (Post = nach) als der dritten Phase.

Die Eierstöcke sind jetzt ganz in den Ruhestand gegangen. Der Östrogenspiegel im Blut nähert sich dem Nullpunkt, die Produktion von Gelbkörperhormon ist komplett eingestellt. Nur FSH und LH sind noch für einige Zeit in großen Mengen im Körper vorhanden – bis auch die Hirnanhangdrüse endlich begriffen hat, daß die Ausschüttung dieser beiden Steuerungshormone sinnlos geworden ist, weil kein Organ ihre Befehle mehr entgegennimmt. Dann hat der hormonelle Umsturz endgültig ein Ende. Langsam und allmählich pendelt sich ein neues Gleichgewicht ein, die Ausgewogenheit der reifen Jahre macht sich breit. Aber auch der Alterungsprozeß des gesamten Organismus schreitet von nun an unaufhaltsam voran. Trotzdem für viele Frauen endlich erst einmal Zeit zum Aufatmen.

Denn der Aufruhr der Hormone geht nicht an allen spurlos vorbei. Sicher gibt es Frauen, die außer Zyklusunregelmäßigkeiten nichts weiter spüren, und bei denen die letzte Monatsblutung irgendwann sang- und klanglos ohne eine einzige Hitzewallung oder depressive Verstimmung über die Bühne geht. Den meisten Betroffenen macht das gestörte hormonelle Gleichgewicht in den Wechseljahren jedoch mehr oder weniger zu schaffen. Rund 70 Prozent aller Betroffenen klagen über Beschwerden durch den Östrogenmangel. Etwa 30 Prozent leiden sogar so stark, daß sie sich regelrecht krank fühlen.

Warum dies so ist, wird klar, wenn man sich vor Augen hält, in welch vielfacher Weise **Östrogene** in den weiblichen Stoffwechsel eingreifen. So wird unter dem Begriff Östrogene eine ganze Hormongruppe von über 20 Substanzen zusammengefaßt, vor allem das biologisch bedeutsamste Östradiol und die schwächer wirkenden Hormone Östron und Östriol. Sie fungieren bei uns Frauen als wichtigste Geschlechtshormone, verantwortlich für das Wachsen und Funktionieren der weiblichen Fortpflanzungsorgane und den reibungslosen Ablauf des monatlichen Zyklus. Darüber hinaus erfüllen sie als »Nebenjob« viele andere Aufgaben im gesamten Organismus:

◊ Östrogene fördern die Durchblutung und Elastizität der **Haut** und damit ihr jugendliches Aussehen.

◊ Östrogene tragen zur Reifung der **Knochen** bei und hemmen den Knochenabbau.

◊ Östrogene verbessern die Durchblutung des Gewebes von **Blase** und **Harnröhre** und erhöhen deren Verschlußdruck.

◊ Östrogene beeinflussen den Fettstoffwechsel in der **Leber** und sorgen so für einen hohen Anteil an **HDL** (High Density Lipoprotein) im Blut, dem »guten« Cholesterin, das vor Erkrankungen von **Herz** und **Kreislauf**, insbesondere vor Atherosklerose, Bluthochdruck, Herzinfarkt und Schlaganfall schützt.

◊ Östrogene greifen in den Stoffwechsel des **Nervensystems** ein und sind dort an der Bildung wichtiger Botenstoffe beteiligt.

Angesichts dieser breiten Palette an Aufgaben ist es also gar kein Wunder, daß ein rapider Abfall des Östrogenspiegels im Blut drastische Spuren im ganzen Körper hinterläßt. So kann es aufgrund des Hormonmangels vor allem in der zweiten Phase der Wechseljahre, in der Perimenopause, zu einem mindestens ebenso vielfältigen Beschwerdebild kommen, das die Ärzte unter dem Oberbegriff »**Klimakterisches Syndrom**« zusammenfassen. Um die Diagnose zu erleichtern, teilen die Mediziner die vielfältigen Symptome, über die betroffene Frauen während der Wechseljahre klagen, in drei Gruppen ein:

◊ **vegetativ-vasomotorische Beschwerden**, also Beschwerden, die sich nicht bewußt steuern lassen und durch Erweiterung bzw. Verengung der Blutgefäße entstehen, wie Hitzewallungen, Schweißausbrüche und Schlaflosigkeit;

◊ **psychische Beschwerden** wie depressive Verstimmungen und Stimmungsschwankungen, Antriebsschwäche, Müdigkeit, Reizbarkeit, sexuelle Unlust, Angstzustände, Vergeßlichkeit und mangelnde Leistungsfähigkeit;

◊ **organische Beschwerden,** diese werden unterteilt in:

– Veränderungen der Geschlechtsorgane, Kennzeichen: eine trockene und schlecht durchblutete Scheide;

– Veränderungen des Harntraktes, Kennzeichen: ein erschlaffter Beckenbodenmuskel und damit einhergehend ein starker Harndrang und unwillkürlicher Harnabgang (Inkontinenz);

- Veränderungen der Haut und der Hautanhangsgebilde, Kennzeichen: vermehrter Haarwuchs, trockene Mundschleim- und Augenbindehaut;
- Minderung der Knochensubstanz mit dem Risiko, an einer Osteoporose (starker Verlust an Knochenmasse) zu erkranken;
- Erkrankungen des Herz-Kreislauf-Systems durch Veränderungen der Gefäße mit dem damit einhergehenden Risiko einer Atherosklerose (»Arterienverkalkung«)

Nichts ist jedoch typischer für die Wechseljahre als die schon sprichwörtliche »aufsteigende Hitze«. Logisch, denn **Hitzewallungen** und **Schweißausbrüche** sind die klassischen Beschwerden überhaupt, unter denen Frauen im Klimakterium leiden. Und es sind – abgesehen von den Zyklusunregelmäßigkeiten – außerdem meist die ersten Symptome, die auf den bevorstehenden hormonellen Umbruch hinweisen. Beginnen können sie schon in der Prämenopause, und in den ersten beiden Jahren nach der letzten Blutung machen sie immerhin zwei Drittel aller Frauen das Leben zur Hölle. Bis zu 30mal in 24 Stunden, Tag und Nacht, können sich die Hitzewellen im Extremfall wie Feuer über den Körper ausbreiten. Schuld daran: der Östrogenmangel. Durch den Entzug des Hormons, funktioniert das Kontrollzentrum für die Körpertemperatur im Zwischenhirn nicht mehr ordnungsgemäß. Die Temperatur sinkt in Sekundenschnelle unter die 36,7 Grad Celsius-Norm. Der Körper reagiert darauf mit einer Erweiterung der Blutgefäße. Das Herz rast, und die Durchblutung steigt. Die Folge: ein Hitzegefühl. Dann bricht Schweiß aus, um die vermeintlich überschüssige Wärme abzukühlen. Nach 30 Sekunden bis fünf Minuten ist alles vorbei. Was bleibt, ist ein Frösteln.

Klar, daß solche Hitzewallungen auch erheblich die Nachtruhe stören. **Schlaflosigkeit** ist deshalb ebenfalls eine der charakteristischen und schon früh auftretenden Wechseljahrs-Beschwerden. Doch wer nachts kaum ein Auge zubekommt, ist auch tagsüber nicht gut drauf. Das schlägt sich in einer entsprechenden **Stimmung** nieder. Depressionen, Müdigkeit, Nervosität und Ängste werden zusätzlich aber auch direkt durch den Östrogenmangel hervorgerufen. Denn fehlt dieses Hormon, kommt der Stoffwechsel im Nervensystems so durcheinander, daß dort wichtige Botenstoffe nicht mehr gebildet werden, die normalerweise für seelische Ausgeglichenheit sorgen.

Gesundheitlich noch schwerwiegender als diese quälenden Anfangsbeschwerden sind jedoch die Langzeitfolgen des Östrogenmangels. Als sehr unangenehm erleben viele Frauen die Auswirkungen des Östrogen-Entzugs auf die Geschlechtsorgane. Der nach der letzten Regelblutung einsetzende Alterungsprozeß macht sich am frühesten durch das »Schrumpfen« der Geschlechtsorgane, vor allem der Vagina bemerkbar: Der Scheidenkanal wird enger und verkürzt sich. Das Gewebe ist schlechter durchblutet und bildet weniger Sekret. Die **Scheide trocknet aus**, wird anfälliger für Infektionen, kann beim Geschlechtsverkehr schmerzen und bluten. **Harnröhre** und **Blase** verlieren ebenfalls ihre jugendliche Spannkraft. Krankheitskeime haben jetzt in leichteres Spiel. Viel problematischer ist jedoch, daß der Schließmuskel so sehr erschlaffen kann, daß unkontrolliert Harn abgeht (medizinisch: **Inkontinenz**). Für die betroffenen Frauen ein meist schamvoll verschwiegener Verlust an Lebensqualität.

Zu den ernstzunehmenden Gesundheitsrisiken gehören auch **Gefäßveränderungen im Herz-Kreislauf-System**, die nach dem Wegfall der schützenden Östrogene rapide voranschreiten: Durch den Hormonmangel gewinnt schnell das schädliche Cholesterin, das LDL (Low Density Lipoprotein), das Übergewicht gegenüber dem »guten« HDL, die Blutgefäße »verkalken«. Nicht bei jeder Frau führt der Wegfall der Östrogene zwangsläufig zu lebensbedrohlichen Folgeerkrankungen wie Bluthochdruck, Durchblutungsstörungen oder gar Herzinfarkt und Schlaganfall. Kommen bei Ihnen persönlich aber noch Risikofaktoren wie Übergewicht, Veranlagung und Rauchen hinzu, sollten Sie mit Ihrem Arzt über eventuell notwendige Untersuchungen und vorbeugende Maßnahmen sprechen. Denn noch immer gehören Herz-Kreislauf-Erkrankungen zu den häufigsten Todesursachen in Deutschland.

Nicht zu unterschätzen ist auch die Gefahr eines übermäßigen Verlustes an Knochenmasse aufgrund des Östrogenmangels. Zwar ist ein Schwund der Skelettsubstanz in späteren Lebensjahren ganz normal. Wenn der Abbau der Knochensubstanz jedoch stärker ausgeprägt ist als alterstypisch, handelt es sich um eine krankhafte Veränderung. Die Knochen werden porös und morsch, und können in fortgeschrittenem Stadium bei der kleinsten Belastung zersplittern wie Glas. Bei einigen Frauen verformt sich die Wirbelsäule bis hin zum typischen »Witwenbuckel« in höherem Alter. Osteoporose nennen die Ärzte dieses Krankheitsbild, das jeder dritten bis vierten Frau über 60 Jahre zu Schaffen macht – im Extremfall bis hin zur völligen Bewegungsunfähigkeit, wenn Wirbelkörper zusammenbrechen, oder zu Oberschenkelhalsbrüchen mit langer Bettlägerigkeit und dann mitunter - je nach Alter der Betroffenen - sogar mit tödlichem Ausgang. Auch hier spielen Risikofaktoren wieder eine große Rolle: Familiäre Vorbelastung, geringes Körpergewicht, calciumarme Ernährung und Bewegungsmangel erhöhen die Wahrscheinlichkeit, an einer Osteoporose zu erkranken.

Der Östrogenmangel kann also über die unangenehmen Beschwerden hinaus durchaus schwerwiegende Erkrankungen zur Folge haben. Trotzdem sind die Wechseljahre kein Grund, gleich schwarz zu sehen. Sicher, die Zauberformel für ewige Jugend ist noch nicht gefunden, den Alterungsprozeß kann heute noch niemand aufhalten. Aber ernsten gesundheitlichen Problemen läßt sich vorbeugen: mit den Errungenschaften der Medizin, aber auch durch eine vernünftige Lebensweise und rechtzeitige Vorsorge. Deshalb sollten Sie auf jeden Fall Ihren Arzt aufsuchen, wenn Sie erste Anzeichen eines hormonellen Ungleichgewichtes in Ihrem Körper spüren. Er kann frühzeitig feststellen, ob es tatsächlich die Wechseljahre sind, die Ihnen zu schaffen machen. Schließlich müssen Sie auch mit Hitzewallungen und Depressionen nicht jahrelang leben!

Um sich ein genaues Bild zu machen, wird der **Arzt** Sie – sofern Sie nicht ohnehin ganz regelmäßig bei ihm in Behandlung waren – zunächst eingehend über Ihre **Vorgeschichte** (z.B. frühere Menstruationen, Schwangerschaften, Verhütung, Krankheiten), Ihre erbliche Veranlagung, Ihre Lebensweise und vor allem Ihre augenblicklichen Beschwerden befragen. Danach folgt eine gründliche **gynäkologische Untersuchung** einschließlich eines Abstriches von der Scheidenwand, aus dem der Arzt Rückschlüsse auf die Östrogen-Reste im Körper ziehen kann. Meistens macht er auch gleich eine **Untersuchung zur Krebsfrüherkennung**. Eine Blutdruckmessung sowie eine komplette Urin-, Stuhl- und Blutanalyse liefern neben einem exakten Hormonspiegel (FSH, LH und Östrogen) alle wichtigen Werte, um vor allem gesundheitliche Risiken zu erkennen. Daraus ergeben sich dann notfalls weitere spezielle Untersuchungen, wie beispielsweise Ultraschallaufnahmen, ein EKG oder auch Messungen zur Knochendichte.

Wenn alle Ergebnisse vorliegen, wird Ihr Arzt mit Ihnen gemeinsam überlegen, wie Sie ohne allzu große Beeinträchtigungen durch die Wechseljahre kommen und was Sie in diesem neuen Lebensabschnitt für Ihre Gesundheit und ihr Wohlbefinden tun können. Wie in jeder Umbruchsituation eröffnen sich auch in den Wechseljahren viele neue Perspektiven. Wenn die Kinder aus dem Haus gehen, muß dies nicht nur mit Trennungsschmerz verbunden sein. Mit der Mutterrolle entfallen auch Pflichten, die viele Frauen bislang davon abgehalten haben, für sie wichtige Dinge in die Tat umzusetzen. Sie erinnern sich: »Jetzt wo die Kinder aus dem Haus sind«, wollte Anna K. endlich die lange aufgeschobene USA-Reise unternehmen. So wie Anna K. hat jede Frau ihre ganz persönlichen Wünsche, Träume, Interessen und lange vernächlässigten Vorhaben. Die Wechseljahre bieten vielen – vielleicht das erste Mal – die Möglichkeit, noch einmal von vorn anzufangen, sich selbst zu verwirklichen. Werden Sie aktiv, sei es durch berufliches Engagement, Reisen, neue Hobbys, körperliche Betätigung – was immer Sie wollen. Immerhin liegen Ihre »besten Jahre« noch vor Ihnen. Es wäre schade, wenn Sie die Chance, die diese Umbruchsituation Ihnen bietet, aufgrund lästiger Beschwerden nicht voll nutzen könnten: Machen Sie für sich persönlich das Beste aus der hormonellen Krise. Brechen Sie gemeinsam mit Ihrem Körper auf zu einem völlig neuen Gleichgewicht.

So können Sie Ihre Hormone wieder ins Lot bringen

Wenn Frauen leiden, kann das – wie Sie gesehen haben – viele verschiedene Ursachen haben. Deshalb ist es wichtig, daß Sie bei gesundheitlichen Beschwerden zunächst einmal einen Arzt aufsuchen, um sich gründlich untersuchen zu lassen. Er kann meist schnell und einfach feststellen, ob hinter Ihren Problemen organische Erkrankungen stecken oder ob sich auf diese Weise Störungen des hormonellen Gleichgewichts bemerkbar machen. Und vielleicht kann ein vertrauensvolles Gespräch mit Ihrem Arzt auch den Anstoß dazu geben, Ihre gegenwärtige Lebenssituation einmal in aller Ruhe zu überdenken. Denn wenn der Körper krank ist, können auch Geist und Seele ihren Teil Schuld daran haben. Dies wird leider selbst heute noch viel zu oft vergessen. Sollte also tatsächlich ein Ungleichgewicht Ihrer Hormone bei Ihren Beschwerden im Spiel sein, so machen Sie sich am besten auch auf die Suche nach Ihrem eigenen inneren Gleichgewicht. Sie werden merken, das wird eine spannende Angelegenheit. Auf den nächsten Seiten finden Sie zahlreiche Hinweise auf Hilfestellungen bei diesem Balanceakt – damit Sie sich und Ihre Hormone wieder ins Lot bringen können.

Hormontherapie: Fernsteuerung für den Zyklus

Wenn der Körper einzelne Hormone nur unzureichend produziert, wenn andere jedoch vielleicht im Übermaß vorhanden sind – was läge da näher, als diesen Mangel, dieses Ungleichgewicht durch die Zufuhr von Hormonen quasi von außen auszugleichen. Eigentlich logisch, werden Sie denken. Eine solche Behandlung leuchtet sofort ein, und so wird sie vielen Frauen mit den beschriebenen Beschwerden auch verabreicht. Doch ganz so einfach wie es sich anhört, funktioniert eine Hormontherapie nicht. Leider.

Grundsätzlich haben die Ärzte drei verschiedene Möglichkeiten:

◊ **Sie können fehlende Hormone durch künstliche ersetzen.** Wenn der Körper selbst ein bestimmtes Hormon gar nicht oder nur unzureichend produziert, kann die Medizin diesen Mangel durch die Zufuhr eines künstlichen Hormons wettmachen. So geben die Ärzte zum Beispiel Frauen, deren Eierstöcke nicht richtig arbeiten, Östrogene. Bei Patientinnen mit Prämenstruellem Syndrom und Mastopathie aufgrund einer Gelbkörper-Schwäche ersetzen sie das fehlende körpereigene Progesteron durch künstliche, sogenannte Gestagene.

◊ **Sie können die körpereigene Hormonproduktion ankurbeln.** Eine andere Möglichkeit, diesen Mangel auszugleichen, ist es, der körpereigenen Hormonproduktion so auf die Sprünge zu helfen, daß sie wieder ausreichend funktioniert. Dazu muß der hormonelle Regelkreis durch Impulse von außen stimuliert werden. Frauen, die keine Eisprünge haben und sich deshalb vergeblich ein Kind wünschen, erhalten beispielsweise FSH und LH, um so die Eierstöcke wieder auf Trab zu bringen. Ersetzt werden in diesem Fall also bereits die »anregenden« Hormone.

◊ **Sie können die körpereigene Hormonproduktion blockieren.** Das bekannteste Beispiel für diese Art von »Hormontherapie« ist die »Pille«, also die Einnahme von schwangerschaftsverhütenden Hormonpräparaten. Die hoch dosierten künstlichen Östrogene in diesen **Kontrazeptiva** unterdrücken die Funktion der Eierstöcke so, daß keine Eizelle heranreifen kann. Durch die zusätzliche Gabe von Gestagenen wird auch der Aufbau der Schleimhaut in der Gebärmutter gebremst. Auf diese Weise wird zwar ein regelmäßiger Monatszyklus vorgetäuscht – die Regelblutung ist jedoch nur schwach.

Die »Pille« wird deshalb häufig Frauen verordnet, die unter schmerzhaften, sehr starken und langen Blutungen leiden oder deren Zyklus sehr unregelmäßig ist. Aber auch bei Patientinnen mit

Prämenstruellem Syndrom, schmerzhaften Brustbeschwerden und Mastopathie versuchen die Ärzte, mit solchen hormonellen Kombinationspräparaten zu helfen. Und schließlich bekommen sogar Frauen, die sich sehnlichst ein Kind wünschen, die »Pille« verschrieben. Das hört sich zunächst absolut unlogisch an, beruht aber auf der Erkenntnis, daß die körpereigene Hormonproduktion besser funktionieren kann, wenn sie kurzfristig blockiert war. Sie kann nach einer solchen Ruhepause förmlich überschießen.

Eine zweite Möglichkeit, um die Hormonbildung zu blockieren, ist die Anwendung von sogenannten **Antihormonen**. Das sind Wirkstoffe, die die Bildung bestimmter Hormone im Körper gänzlich verhindern. So heftet sich die Substanz Clomifen beispielsweise als Gegenspieler an das Östrogen im Körper und verhindert dadurch, daß dieses seine Funktionen erfüllen kann. Durch diesen Trick wird der Hypophyse ein Östrogenmangel vorgetäuscht, so daß diese sofort mehr FSH und LH ausschüttet, um die Östrogenproduktion anzukurbeln. Bei Frauen, die gern schwanger werden möchten, läßt sich so ein Eisprung auslösen. Bei einem erhöhten Prolaktin-Spiegel wirkt zum Beispiel die Substanz Bromocriptin als **Prolaktin-Hemmer**, indem sie direkt in der Hypophyse die erhöhte Ausschüttung dieses Hormons bremst und außerdem für die Freisetzung körpereigener »Hemmstoffe« im Gehirn sorgt.

Gleichgültig jedoch, welche dieser Möglichkeiten der Arzt auswählt – eine solche Hormontherapie stellt immer einen radikalen Eingriff in Ihren eigenen Hormonhaushalt dar. Und dies ist fast immer mit mehr oder weniger starken **Nebenwirkungen** verbunden. So können alle Hormone und Antihormone Übelkeit, Schwindelgefühle, Kopfschmerzen und Müdigkeit verursachen. Hochdosierte Östrogene können Blutgerinnsel (Thrombosen), Bluthochdruck, Hautveränderungen und eine Gewichtszunahme hervorrufen. Bei der Behandlung mit Anti-Östrogen wie Clomifen besteht außerdem die Gefahr von Mehrlingsschwangerschaften, und durch die enorme Aktivierung der Eierstöcke können sich dort Zysten bilden. Ob auch Sie persönlich solche Nebenwirkungen spüren würden, hängt jedoch immer davon ab, wie Ihr eigener Körper diese Behandlung verträgt.

Hinzu kommt aber, daß nicht alle Frauen ohne weiteres Hormone einnehmen dürfen. Denn wer an bestimmten Allgemeinerkrankungen leidet, kann durch eine solche Therapie seine Gesundheit ernsthaft gefährden. Wenn Sie also Übergewicht haben, zuckerkrank sind, bereits unter Bluthochdruck oder Herz-Kreislauf-Erkrankungen leiden, ist eine solche Behandlung mit äußerster Vorsicht zu genießen. Ihr Arzt wird dann mit Sicherheit genau zwischen Ihrem persönlichen Risiko und dem Nutzen einer solchen Therapie für Sie abwägen.

Dabei sollte auch berücksichtigt werden, inwieweit eine Hormontherapie Ihnen als Frau tatsächlich helfen kann. In vielen Fällen kuriert der Arzt damit nämlich nur die unangenehmen Symptome eines Leidens, ohne das Übel an der Wurzel zu packen. So läßt sich der Zyklus einer Frau, die ständig an sehr schmerzhaften Regelblutungen leidet, mit Hilfe der »Pille« sehr gut »stillegen«. Die Beschwerden verschwinden, alles ist geregelt – doch die Ursache der Dysmenorrhoe, die Störung im hormonellen Gleichgewicht, bleiben bestehen. Wird die »Pille« abgesetzt, können also unter Umständen dieselben Beschwerden wieder auftauchen.

Auch wenn zum Beispiel beim Prämenstruellen Syndrom ein krasser Hormonmangel künstlich ausgeglichen wird, hält der Erfolg oft nur so lange an, wie die Therapie dauert. Doch welche Frau möchte schon ihr Leben lang Hormone schlucken, sich quasi von außen fernsteuern lassen, damit ihre eigenen Hormone ihr keine Sorgen mehr bereiten?

Und statt ein hormonelles Ungleichgewicht zu beheben, kann es eventuell sogar verstärkt werden, weil der Körper durch die Hormonzufuhr von außen erst recht träge wird und gar nicht mehr daran denkt, selbst Hormone zu produzieren. Durch Gestagen-Gaben wird die Funktion der Eierstöcke eingeschränkt, die eigene Produktion von Progesteron gehemmt. Statt dessen bewirken Gestagene jedoch eine Erhöhung des Prolaktin-Spiegels – also genau das Gegenteil dessen, was notwendig und wünschenswert wäre!

Auch Prolaktin-Hemmer sind nicht der Weisheit letzter Schluß. Denn nur in etwa 40 Prozent aller Fälle beruht die Gelbkörper-Schwäche tatsächlich auf einem erhöhten Prolaktin-Spiegel. Bei den restlichen Frauen spielen andere Gründe eine Rolle. Ein Prolaktin-Hemmer kann hier also gar nicht helfen. Außerdem lindern diese Mittel bei Patientinnen mit Prämenstruellem Syndrom in erster Linie nur die Brustbeschwerden. Andere Symptome, vor allem aber die seelischen Stimmungen, werden nicht günstig beeinflußt.

Nach Meinung einiger Experten bleibt die Wirkung progesteronhaltiger Gele, die zum Einreiben schmerzender Brüste bestimmt sind, oberflächlich. Sie kühlen zwar angenehm und lindern so kurzfristig auch die Beschwerden, es ist aber äußerst fraglich, ob die in diesen Gelen enthaltenen Hormone im Körper irgendeinen Effekt haben, insbesondere, ob sie die Ursache dieser Beschwerden beheben können. Sicher, es gibt bestimmt eine Reihe von Fällen, in denen eine Hormontherapie durchaus sinnvoll und nötig ist – auch trotz der damit verbundenen Probleme. Doch wenn das hormonelle Gleichgewicht des Körpers in irgendeiner Form gestört ist, sollte eine solche Behandlung wohl nicht gleich der erste Schritt auf dem Weg zur Beseitigung dieser Störung sein. Besser wäre vielmehr, erst einmal sanftere Möglichkeiten auszuprobieren, um das Ungleichgewicht wieder auszubalancieren. Wenn diese fehlschlagen, kann immer noch eine Hormontherapie ihr Gewicht auf die Waagschale bringen.

Hormonsubstitution: Zaubermittel oder Zeitbombe?

Eine Hormonbehandlung ganz spezieller Art ist der Ausgleich des Östrogenmangels während der Wechseljahre. Speziell deshalb, weil der Arzt für diese »**Hormon-Ersatz-Therapie**« (Substitution) keine künstlichen, synthetischen sondern natürliche Hormone wie Östradiol, Östriol oder sogenannte konjugierte Östrogene verordnet. Was der Körper ab einem gewissen Lebensalter nicht mehr allein produziert, erhält er also in Form eines Medikamentes – das aber fast immer für einen sehr langen Zeitraum über mehrere Jahre hinweg. Eine ganz natürliche Sache? Das Zaubermittel überhaupt gegen Wechseljahrsbeschwerden und Alterskrankheiten? Die Standardbehandlung für alle Frauen ab 50? Darüber streiten nach wie vor die Experten.

Aufrecht, ausgeglichen und aktiv bis ins hohe Alter – mit Hormonen kein Problem. So die Verfechter dieser Therapie. Als wahrer Jungbrunnen für die Zeit jenseits der Fruchtbarkeit wurden die natürlichen Östrogene ab den 60er Jahren hochgejubelt – vor allem in den USA, wo eine Langzeitbehandlung mit entsprechenden Medikamenten inzwischen für die meisten Frauen normal ist. Einen ersten Dämpfer gaben in den 70ern Studien, die bei Frauen mit Hormontherapie ein höheres Risiko für Gebärmutterkrebs feststellten. Um dem entgegenzuwirken, werden die Östrogene inzwischen niedriger dosiert und – zumindest in Deutschland – fast ausschließlich kombiniert mit einem Gestagen-Präparat verordnet. Nun kamen vor kurzem neue Horrormeldungen aus Amerika: Eine seit 1976 laufende Untersuchung der renommierten Harvard-Universität an 122 000 Krankenschwestern zeigte, daß Frauen, die mehr als fünf Jahre Hormone einnehmen, häufiger an Brustkrebs erkranken, vor allem, wenn sie älter als 60 Jahre sind – egal ob sie Östrogen pur oder mit Gestagen-Zusatz schlucken.

Trotzdem plädieren auch hierzulande weiterhin namhafte Mediziner für einen möglichst breiten Einsatz der Hormonsubstitution. Einige Befürworter würden gern grundsätzlich allen Frauen nach der Menopause dauerhaft ein entsprechendes Rezept in die Hand drücken – nicht nur zur Behandlung unangenehmer Beschwerden sondern zur Vorbeugung von Langzeitfolgen des Östrogenmangels auch bei Frauen, die sich nicht krank fühlen. Doch gerade nach den jüngsten Studien erscheint dieses »Gießkannen-Prinzip« zunehmend fragwürdiger. Zumal es, wie drei Internisten der Universität Düsseldorf jetzt nach Durchsicht aller großen internationalen Östrogen-Untersuchungen behaupten, bisher keinerlei stichhaltige Beweise für die »Wohltaten« dieser Therapie, wie sie in der Bundesrepublik Deutschland angewandt wird, gibt. Die Angst vieler Frauen vor einer Hormonbehandlung ist also durchaus verständlich.

Trotzdem kann die Wirksamkeit der Hormon-Ersatz-Therapie bei Wechseljahrsbeschwerden – vor allem im Vergleich zu den leider immer noch allzu häufig verordneten Psychopharmaka – nicht bestritten werden. Um ihre eventuellen gefährlichen Nebenwirkungen soweit wie möglich einzuschränken, empfehlen Experten aber eine **individuelle Verordnung**, bei der alle persönlichen gesundheitlichen Risiken mit einbezogen werden. Grundsätzlich gilt:

◊ Eine reine Östrogen-Behandlung erhalten nur Frauen, denen die Gebärmutter bereits entfernt wurde. Alle anderen nehmen – entweder kontinuierlich oder nur in der zweiten Zyklushälfte – ein Gestagen-Präparat dazu. So kommt es auch weiterhin zu Blutungen, die erst ausbleiben, wenn die Gebärmutter geschrumpft ist.

◊ Die Östrogen-Dosis sollte so niedrig wie möglich sein und sich nach der Heftigkeit der jeweiligen Beschwerden richten. Zur Auswahl stehen Tabletten, Spritzen, mit denen der Arzt etwa alle vier Wochen ein Hormondepot injiziert, Pflaster für jeweils drei bis vier Tage sowie Cremes, Salben und Zäpfchen für die Scheide.

◊ Frauen, die ein erhöhtes Risiko haben, an **Brustkrebs** zu erkranken (z.B. aufgrund familiärer Belastung) sollten entweder gar keine Östrogene nehmen oder zumindest nicht länger als fünf Jahre. Denn auch wenn die Hormone selbst nicht krebserzeugend sind, so können sie doch das Wachstum eventuell vorhandener Krebszellen beschleunigen.

◊ Liegt bereits eine **Krebserkrankung** der Brust, der Gebärmutter oder der Haut vor oder treten unklare Blutungen auf, sollte auf die Östrogen-Therapie ganz verzichtet werden.

◊ Bei der **Nutzen-Risiko-Abwägung** sollten außerdem die individuelle Gefährdung des Herz-Kreislauf-Systems und der Knochen sowie weitere gesundheitliche Probleme, die persönlichen Lebensgewohnheiten und das Alter mit in die Waagschale geworfen werden. Lebererkrankungen, Diabetes, Bluthochdruck, Übergewicht, Venenleiden, Mastopathie, Schleimhautwucherungen (Endometriose) und gutartige Geschwulste der Gebärmutter (Myome) sind nicht zu unterschätzende Risiken.

◊ Eine allgemeine Östrogen-Gestagen-Substitution nach der Menopause über einen langen Zeitraum hinweg ohne irgendwelche Beschwerden, allein zur **Vorbeugung von Spätfolgen des Hormonmangels** ist gegenwärtig nicht zu empfehlen.

Doch auch bei Wechseljahrsbeschwerden sollte sich die Frage »Hormone ja oder nein?« besser erst nach der letzten Regelblutung stellen. Das heißt natürlich nicht, daß Frauen, die schon frühzeitig unter Hitzewallungen oder depressiven Verstimmungen leiden, sich jahrelang damit herumquälen müssen. Im Gegenteil. Je schneller sie ihre Probleme loswerden, desto gelassener können sie der Menopause entgegensehen. In vielen Fällen wäre eine Hormonsubstitution bereits in der Anfangsphase des Klimakteriums, in der die körpereigenen Östrogenwerte oft sogar noch erhöht sind, jedoch eher eine **Übertherapie**. Und die würde unweigerlich zu unangenehmen Nebenwirkungen wie spannenden Brüsten, schweren Beinen und Kopfschmerzen führen. Wer also nicht gleich mit Kanonen auf Spatzen schießen möchte, kann erst einmal versuchen, mit behutsameren Mitteln den Aufruhr der Hormone zu besänftigen. Eine gesunde Lebensweise, physikalische Therapie und pflanzliche Präparate sind hier eine gute Alternative als Wegbereiter zu einem neuen Gleichgewicht und Wohlbefinden.

Diuretika: Beschwerden einfach ausschwemmen?

Eine zweite Gruppe »harter« Medikamente, die vor allem bei prämenstruellen Beschwerden von den Ärzten häufig verordnet werden, sind Präparate mit entwässernder Wirkung, sogenannte **Diuretika**. Sie sollen die durch den Östrogen-Überschuß begünstigten Wassereinlagerungen im Gewebe beseitigen und so das Wohlbefinden der Frauen verbessern. Dicke Finger und Beine, geschwollene Brüste und ein aufgedunsener Unterleib sollen auf diese Weise verschwinden. Meist funktioniert das auch so, doch dafür klagen die

Frauen dann verstärkt über andere Beschwerden. Denn Diuretika schwemmen zwar tatsächlich eine ganze Menge Flüssigkeit aus dem Körper heraus, zusammen damit aber auch wichtige Mineralstoffe, ohne die der Stoffwechsel nicht mehr richtig klappt. Die Folgen sind Müdigkeit, Konzentrationsschwäche, Schwindel und vor allem Kreislaufbeschwerden.

Werden Diuretika über eine längere Zeit eingenommen, sind die Flüssigkeitsverluste meist so groß, daß der gesamte Wasser- und Elektrolythaushalt der Frauen durcheinandergerät. Und das alles, nur um Beschwerden zu beseitigen, die sofort nach Absetzen der Mittel wieder auftreten können. Denn auch Diuretika lindern höchstens die Symptome – die Ursachen werden damit nicht kuriert. Wenn überhaupt sollten sie daher also nur ganz begrenzt und kurzfristig zum Einsatz kommen.

Pflanzliche Mittel: Die Alternative

Weil die Hormontherapie doch einen ganz beträchtlichen und dazu noch schwer kalkulierbaren Eingriff in den Körper einer Frau darstellt, schrecken inzwischen immer mehr Betroffene, aber auch Ärzte davor zurück – zumal es andere Möglichkeiten gibt, ein Ungleichgewicht der Hormone wieder ins Lot zu bringen. Eine gute Alternative sind zum Beispiel pflanzliche Mittel. Sie greifen regulierend in die körperlichen Abläufe ein, ohne diese gleich zu dominieren – eine Wirkungsweise, die gerade bei dem sensiblen Regelkreis der weiblichen Hormone viele Vorteile bietet. Statt den Organismus durch starke Medikamente noch weiter zu belasten, aktivieren pflanzliche Substanzen eher die Selbstheilungskräfte unseres Körpers – Energien, die leider viel zu oft durch unsere ungesunde Lebensweise beeinträchtigt werden.

Schon in grauer Vorzeit, lange bevor an die Segnungen der heutigen Pharmaforschung überhaupt zu denken war, kannten weise Kräuterfrauen bereits viele Geheimnisse der Pflanzenheilkunde. Und selbst unsere Großmütter wußten noch neben anderen bewährten

Hausmitteln die Heilkraft der Pflanzen zu schätzen. Die Phytotherapie, so der Fachausdruck dafür, ist also keine Erfindung einer chemiefeindlichen Bewegung, sondern eine Rückbesinnung auf die alten, traditionellen Wurzeln der Naturmedizin.

So gibt es eine Reihe von **Heilkräuter-Tees**, deren gute Wirkung bei Frauenleiden wie Menstruationsbeschwerden, Zyklusstörungen und Prämenstruellem Syndrom seit langem bekannt ist.

Bei schmerzhaften Regelblutungen können beispielsweise Pfefferminze, Melisse, Johanniskraut und Kamille die Krämpfe lindern. Das gilt auch für die Brennessel und den Frauenmantel, die außerdem eine ausbleibende Menstruation wieder in Gang bringen sollen. Gegen zu starke Blutungen hilft unter anderem das Hirtentäschel, und Wacholderbeeren können Wassereinlagerungen vor der Regelblutung natürlich ausschwemmen.

Wenn Sie eine solche Teekur ausprobieren möchten, lassen Sie sich am besten in Ihrer Apotheke beraten. Dort gibt es oft auch Mischungen aus verschiedenen Heilpflanzen. Eines müssen Sie jedoch wissen: Kräutertees können zwar Ihre augenblicklichen Beschwerden lindern oder sogar vorerst beseitigen und das auch ohne Nebenwirkungen – wirkungsvolle Hilfe auf Dauer bringen sie aber meist nicht. Voraussetzung dafür wäre nämlich die Anwendung über einen sehr langen Zeitraum – auch wenn Sie keine Beschwerden haben. Außerdem lassen sich pflanzliche Wirkstoffe in Form von Tees schlecht dosieren.

Naturheilkundlich orientierte Ärzte umgehen dieses Problem, indem sie rein pflanzliche Arzneimittel verordnen, die standardisierte Extrakte aus Heilkräutern enthalten. Das ermöglicht eine exakte, eventuell sogar individuell angepaßte Dosierung. Und obwohl es sich um Medikamente handelt, treten bei diesen pflanzlichen Mitteln so gut wie keine Nebenwirkungen auf. Eine sanfte und schonende Therapie also.

Eine der wichtigsten Pflanzen, die in solchen sogenannten **Phytopharmaka** zur Behandlung von Frauenleiden enthalten ist, ist der **Mönchspfeffer** (oder Keuschlamm), lateinisch: **Vitex Agnus castus**. Diese Pflanze aus der Gruppe der Eisenkrautgewächse war bereits in der Antike als Arzneimittel, aber auch als magische Kraft der Göttinnen gegen hereinbrechendes Unheil und als Hüterin der Keuschheit bekannt. Daher rührt auch die frühe deutsche Bezeichnung »Keuschlamm«.

Worauf ihre Wirksamkeit beruht, konnte allerdings erst die moderne Wissenschaft nachweisen. So haben Untersuchungen gezeigt, daß Agnus castus die Produktion des Gelbkörperhormons Progesteron enorm ankurbeln kann. Dabei wirkt er nicht direkt auf die Eierstöcke, sondern wählt den eleganten Umweg über die Hypophyse. Das heißt: Er stimuliert die zentrale Schaltstelle im hormonellen Regelkreis des weiblichen Zyklus, um praktisch ganz »von oben« das Ungleichgewicht auszubalancieren. Und dieser kleine Anstoß von außen genügt oft, wie Studien gezeigt haben, um die vorher träge oder sogar eingeschlafene körpereigene Hormonproduktion wieder richtig in Schwung zu bringen. So kann der Körper höchstpersönlich die eigenen Mißstände wieder beseitigen.

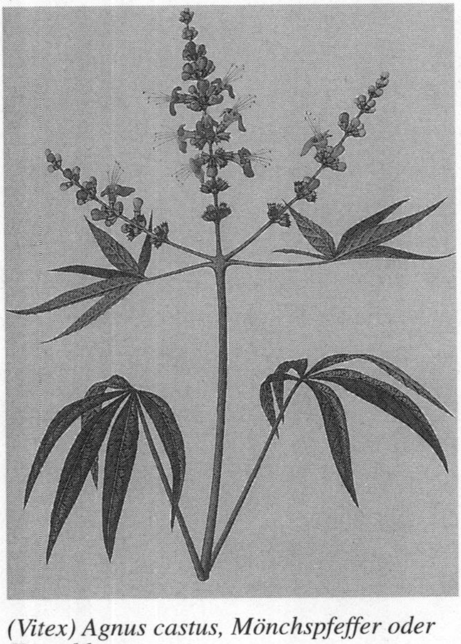

(Vitex) Agnus castus, Mönchspfeffer oder Keuschlamm.
(Foto: Bionorica)

Neueste wissenschaftliche Untersuchungen haben gezeigt, daß Mönchspfeffer Prolaktin senkt, und daraus erklärt sich die gleichzeitige Anregung des Luteinisierenden Hormons LH. Sowohl der Eisprung als auch die Bildung und Funktion des Gelbkörpers hängen von der Menge des freigesetzten LH zum richtigen Zeitpunkt ab. Nur ein funktionsfähiger Gelbkörper kann dann auch ausreichende Mengen an Progesteron produzieren.

Frauenbeschwerden, an denen vor allem eine Gelbkörper-Schwäche und ein Ungleichgewicht zwischen Östrogen und Progesteron in der zweiten Zyklushälfte schuld sind, lassen sich daher gut mit Agnus castus behandeln. Ob Zyklusstörungen – besonders zu häufige, zu seltene, zu starke und schmerzhafte Regelblutungen -, Beschwerden des Prämenstruellen Syndroms, Mastodynie oder Mastopathie – ein Versuch mit einem solchen Pflanzenheilmittel könnte sich lohnen. Sogar Frauen, die wegen ihrer Gelbkörper-Schwäche bisher vergeblich auf Nachwuchs hofften, konnte nach Erfahrungen der Ärzte der »keusche« Mönchspfeffer in vielen Fällen zum Wunschkind verhelfen, nachdem der hormonelle Zyklus wieder ausgeglichen war.

Warum Agnus castus darüber hinaus gerade beim Prämenstruellen Syndrom auch die Stimmung hebt, hat kürzlich eine aktuelle Studie ergeben: Dabei fanden die Forscher heraus, daß die pflanzlichen Wirkstoffe möglicherweise nicht nur an der Hypophyse sondern sogar im zentralen Nervensystem ansetzen und dort die Ausschüttung von wichtigen Botenstoffen beeinflussen. So packt der Mönchspfeffer psychische Probleme vor den »Tagen« wie innere Unruhe, Depressionen und Angstzustände direkt an der Wurzel.

Eine weitere Pflanze, aus deren Wurzelstock vor allem Phytopharmaka gegen Wechseljahrsbeschwerden hergestellt werden, ist die **Traubensilberkerze** (auch Wanzenkraut, Schlangen- oder Frauenwurzel genannt), lateinisch: **Cimicifuga racemosa**. Die Heilkraft dieses nordamerikanischen Hahnenfußgewächses ist seit über 200 Jahren bekannt. Schon im 18. Jahrhundert wurden Zubereitungen aus dem Wurzelstock angewandt. Inzwischen haben auch hier moderne wissenschaftliche Analysen gezeigt, wie und warum seine Inhaltsstoffe wirken.

Charakteristisch für Cimicifuga-racemosa-Extrakte ist, daß einige ihrer Bestandteile große Ähnlichkeit mit der chemischen Struktur von Östrogenen aufweisen. Entsprechend funktionieren die Wirkstoffe der Traubensilberkerze ähnlich wie das Hormon: Sie gehen eine Bindung mit den sogenannten Hormonrezeptoren ein, Empfangseinrichtungen, die ihrerseits Signale an die jeweilige Zelle vermitteln und so biochemische Reaktionen in Gang setzen. Auf diese Weise sorgen die Cimifuga-racemosa-Extrakte dafür, daß – indem sie vermutlich direkt in der obersten Schaltzentrale im Zwischenhirn eingreifen – speziell die durch den Östrogenmangel überschießende Ausschüttung von LH gebremst wird. Ein wichtiger Ausgleich für das aus den Fugen geratene Hormonsystem. Damit erzielt Cimicifuga, wie Studien gezeigt haben, bei den typischen Wechseljahrsbeschwerden wie Hitzewallungen, Schweißausbrüchen, Schlaflosigkeit, Nervosität und depressiven Verstimmungen genauso gute Erfolge wie eine Hormonsubstitution mit niedrig dosierten konjugierten Östrogenen. Und noch etwas schafft die Frauenwurzel: Sie stoppt die unangenehmen Schleimhaut-Veränderungen der Scheide, die Vagina trocknet nicht so aus. Ein Untersuchungsergebnis, das Anlaß zu Optimismus gibt. Ob Cimicifuga auch anderen organischen Spätfolgen des Östrogenmangels entgegenwirkt, müssen nun weitere wissenschaftliche Studien zeigen.

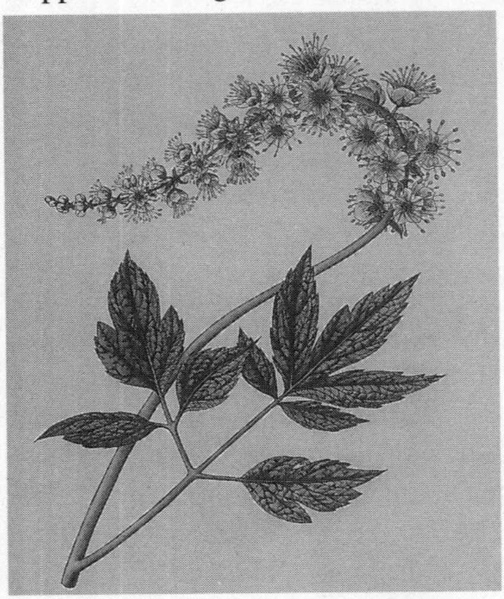

Cimicifuga-racemosa, Traubensilberkerze.
(Foto: Bionorica)

Fest steht schon jetzt, daß die Traubensilberkerze vielen Frauen in den Wechseljahren helfen kann: Obwohl in seiner Wirkung den Östrogenen ähnlich, hat das pflanzliche Mittel keinerlei Nebenwirkungen. Die vielen Frauen lästige Abbruchblutung, die bei einer Hormongabe zwangsläufig auftritt, entfällt. Sogar Raucherinnen, bei denen Östrogene wegen der Thrombosegefahr auf keinen Fall verabreicht werden dürfen, können mit Cimicifuga ihre Beschwerden in den Griff kriegen. Besonders bei milden Wechseljahrs-Symptomen und vor allem in der Prämenopause ist der Pflanzenwirkstoff für viele Betroffene eine willkommene Möglichkeit, um den Organismus nicht gleich mit Hormondosen, die er noch gar nicht braucht, zusätzlich aus der Balance zu bringen.

Um ausgeprägte Beschwerden ganz gezielt und individuell besser in den Griff zu bekommen, besteht natürlich auch die Möglichkeit, den Traubensilberkerzen-Extrakt mit anderen pflanzlichen Mitteln zu kombinieren. So leistet stimmungsaufhellender **Johanniskraut-Extrakt** gute Dienste, wenn die Seele stark leidet und regelrechte Depressionen aufs Gemüt drücken. Für besseren Schlaf sorgen **Baldrian**, **Melisse** und **Hopfen**, alles Pflanzen, die auch beruhigen und die Nerven stärken. Hopfen lindert außerdem Entzündungen der Harnwege. Herz und Gefäßen tut **Weißdorn** gut.

Dies sind nur einige wenige Beispiele. Am besten lassen Sie sich von einem naturheilkundlich orientierten Arzt oder Apotheker persönlich beraten. Denn glücklicherweise müssen Sie für eine solche Behandlung heute nicht mehr selbst die richtigen Kräuter sammeln. Wahrscheinlich hätten Sie auch Schwierigkeiten damit. Die modernen, qualitativ hochwertigen Phytopharmaka verknüpfen jedoch in geradezu idealer Weise moderne Pharmazie und wissenschaftlichen Fortschritt mit dem uralten Wissen traditioneller Naturheilkunde – eine wirklich sanfte Alternative für Ihren Körper, ohne daß Sie unangenehme Nebenwirkungen befürchten müssen.

Homöopathische Mittel: Gut Ding will Weile haben

Eine besondere Spielart von Arzneimitteln sind **Homöopathika** auf pflanzlicher, tierischer oder mineralischer Basis. Die Homöopathie, vom Mediziner Samuel Christian Hahnemann 1810 begründet, beruht auf dem Motto »Similia similibus curantur«, zu deutsch: »Ähnliches kann mit Ähnlichem geheilt werden.« Dahinter steckt die Erkenntnis, daß eine Substanz, die beim gesunden Menschen bestimmte Symptome auslösen würde, einem Kranken mit ähnlichen Beschwerden durchaus helfen kann – vorausgesetzt, sie wird dementsprechend verdünnt verabreicht. Hahnemann entdeckte nämlich, daß die Wirkung einer Substanz um so größer sein kann, je geringer die Menge ist, in der der Patient sie einnimmt.

Homöopathische Mittel – die auch heute noch im wesentlichen nach den Vorschriften Hahnemanns hergestellt werden – enthalten deshalb Wirkstoffe in verdünnter Form. Dazu wird eine sogenannte Urtinktur der Substanz mit Alkohol oder – für Pulver – mit Milchzucker immer weiter jeweils im Verhältnis 1:10 verdünnt (»potenziert«). Wie »stark« diese Verdünnung ist, zeigt die Potenzangabe an: So bedeutet D1, daß 1/10 der Urtinktur mit 9/10 Alkohol verdünnt und verschüttelt wurde. Für jede weitere Verdünnung (D2, D3, D4 usw.) benutzt der Hersteller nur noch jeweils 1/10 der vorausgegangenen Mischung. Je höher die Zahl hinter dem D ist, desto größer ist also die Verdünnung – desto potenter ist laut Hahnemann aber auch das homöopathische Mittel.

Denn trotz der hohen Verdünnung sind immer noch enorm viele winzig kleine Teilchen der ursprünglichen Substanz enthalten, und diese wirken direkt auf die Zellen unseres Körpers. Dort beeinflussen sie die Stoffwechselprozesse so, daß eventuell vorhandene Ungleichgewichte ausgeglichen werden. So können die fein abgestimmten, leichten Reize, die homöopathische Mittel jeweils auf bestimmte Organe ausüben, die selbstregulierenden Kräfte in unserem Organismus anregen, unsere Abwehrkräfte zu stärken und unseren Körper dazu bringen, sich selbst besser zu helfen. Und das noch schonender und nebenwirkungsärmer als mit anderen Medikamenten. Noch sanfter geht es also wirklich nicht.

Bei der Behandlung von Frauenleiden verschiedenster Art mit homöopathischen Arzneimitteln spielt jedoch auch wieder der **Mönchspfeffer** oder **Keuschlamm** eine Hauptrolle. In dieser Zubereitungsform kann er seine Talente so richtig zur Entfaltung bringen – vor allem, wenn er zusammen mit anderen pflanzlichen Wirkstoffen mit ähnlichen Qualitäten auftritt. Ein gutes Beispiel dafür ist – wie zahlreiche wissenschaftliche Studien inzwischen belegen – ein apothekenpflichtiges homöopathisches Medikament, das Sie in Form von Tropfen einnehmen müssen (Mastodynon N). Darin ist der Hauptwirkstoff **Agnus castus**, über dessen Fähigkeiten wir schon so viel Gutes gehört haben, **mit anderen Pflanzenauszügen** kombiniert, die die Wirkung von Agnus castus unterstützen.

◊ Der **Blaue Hahnenfuß** (**Caulophyllum thalictroides**), dessen Wurzel schon die Indianer Nordamerikas als Heilmittel gegen Frauenleiden schätzten, gilt in der Homöopathie als wirksame Substanz bei Menstruationsbeschwerden. Er lindert insbesondere schmerzhafte Regelblutungen und Krämpfe in der Gebärmutter. In stärkerer Verdünnung kann der Blaue Hahnenfuß aber auch eine Geburt erleichtern.

◊ Gut für die Gebärmutter, aber auch für die Nerven ist das **Alpenveilchen** (**Cyclamen**). Seit der Antike, in der die Knolle als Zaubermittel galt, werden Auszüge dieser Pflanze Frauen sowohl bei Dysmenorrhoe und ausbleibenden Regelblutungen als auch bei nervösen Störungen verbunden mit Kopfschmerzen, Migräne und Schwäche erfolgreich verordnet. Darüber hinaus lindert das Alpenveilchen schmerzhafte Brustbeschwerden.

◊ Spezialisten bei depressiven Verstimmungen und Melancholie sind die Wirkstoffe aus den Samen der **Ignatiusbohne** (**Ignatia**), die nur auf wenigen Inseln der Philippinen wächst. Vor allem, wenn die Seele vor der Menstruation einer Aufmunterung bedarf, wenn überempfindliche Sinne beruhigt und Stimmungsschwankungen abgemildert werden sollen, empfiehlt die Homöopathie die Tinktur aus getrockneten Früchten dieser nach dem Gründer des Jesuitenordens, dem Heiligen Ignatius von Loyola, benannten Pflanze.

◊ Gegen Übelkeit, Magenbeschwerden und Migräne hilft die buntfarbige **Schwertlilie** (**Iris versicolor**). Die Wirkstoffe aus dem Wurzelstock sollen auch Geist und Gemüt besänftigen und Niedergeschlagenheit, Reizbarkeit und Erschöpfung lindern.

◊ Ein richtiges Frauenmittel ist auch die **Tigerlilie (Lilium tigrinum)**, die aus der traditionellen chinesischen und japanischen Naturheilkunde stammt. Ob schmerzhafte, zu häufige oder verstärkte Regelblutungen, Entzündungen der Eierstöcke, Lageveränderungen der Gebärmutter oder Müdigkeit, Schwäche und Überreiztheit – das frisch gepflückte blühende Kraut liefert in der Homöopathie ein Mittel dagegen.

Vor allem ihre krampflösenden Eigenschaften und ihre beruhigende Wirkung auf die Seele machen diese Pflanzen zu idealen Partnern von Agnus castus in der homöopathischen Therapie von Frauenleiden. Besonders bei allen Beschwerden, hinter denen eine Störung des hormonellen Gleichgewichts steckt, konnte dieses Team Pluspunkte für sich verbuchen. So konnten die Ärzte in wissenschaftlichen Untersuchungen damit Zyklusstörungen aufgrund einer Gelbkörper-Schwäche in der Mehrzahl der Fälle erfolgreich regulieren: Die Abstände zwischen den Blutungen verlängerten oder verkürzten sich und näherten sich so der idealen »28 ± 2-Tage-Norm« an. Die Stärke der Blutungen normalisierte sich, und schmerzhafte Krämpfe wurden gelindert. Auch Wunschkindern stand, nachdem regelmäßige Eisprünge eintraten und der Mangel an Progesteron beseitigt war, oft nichts mehr im Wege.

Sehr gute Ergebnisse brachte unser homöopathisches Mittel ebenfalls bei Frauen, die unter einem Prämenstruellen Syndrom, schmerzenden Brüsten und/oder Mastopathie litten. Sowohl die körperlichen Beschwerden als auch die seelische Verfassung besserten sich bei bis zu 90 Prozent der Betroffenen. Viele Frauen fühlten sich erstmals seit langer Zeit wieder wohl. Und dieses Wohlbefinden hielt bei den meisten auch nach Absetzen der Therapie noch an.

Diese Behandlungserfolge führen Experten darauf zurück, daß die beschriebene homöopathische Kombination neben den bereits erwähnten Eigenschaften auch eine Prolaktin-senkende Wirkung besitzt. Dies konnte jetzt erstmals nachgewiesen werden. Anders als mit synthetischen Substanzen läßt sich durch diese natürliche und sanfte Therapie das empfindliche Gleichgewicht der weiblichen Hormone schonend und ohne unerwünschte Nebenwirkungen wieder ausbalancieren. Die Natur hilft Ihrem Körper dabei einfach ein bißchen auf die Sprünge. In jedem Fall sollte vor dem Einsatz von Hormonen, die mit Nebenwirkungen behaftet sind, einem derartigen Präparat zunächst einmal der Vorzug gegeben werden.

Wenn Sie eine solche Behandlung ausprobieren möchten, müssen Sie nur eines haben: etwas Geduld. Denn Naturheilmittel und vor allem homöopathische Präparate zeigen nicht gleich auf Anhieb ihre Wirkung. Mindestens drei, besser jedoch sechs Monate sollten Sie sie schon täglich genau nach Anweisung Ihres Arztes einnehmen – auch wenn Ihre Beschwerden sich vielleicht vorher schon bessern. Sollten nach dem Absetzen des Medikaments erneut gesundheitliche Störungen auftreten, kann es sogar nötig sein, die Therapie noch weiter fortzusetzen. Denn nur ein steter Tropfen höhlt den Stein. So braucht es etwas Zeit, um den Körper umzustimmen, seine eigenen Energien wieder einzupendeln. Geben Sie der Homöopathie also Gelegenheit, ihre volle Wirkung zu entfalten. Schließlich ist Ihr hormonelles Ungleichgewicht ja auch nicht von einem Tag zum anderen entstanden. Da braucht es schon eine Weile, bis alles wieder ins Lot kommt. Wenn Sie möchten, können Sie Ihren Körper jedoch dabei tatkräftig unterstützen.

Vitamine und Mineralstoffe: Nahrung für Nerven und Knochen

Vitamine sind das tägliche Brot unseres Körpers. Ohne sie – und natürlich ohne die zahlreichen Mineralstoffe und Spurenelemente in unserer Nahrung – würden die Stoffwechselprozesse in unserem Organismus nicht mehr reibungslos ablaufen. Ein Mangel an bestimmten Vitaminen macht sich deshalb schnell durch Funktionsstörungen der Organe und entsprechende Beschwerden bemerkbar.

Eine Schlüsselrolle für die Vorgänge im zentralen Nervensystem hat ein Vitamin des B-Komplexes, das **Vitamin B6**, auch **Pyridoxin** genannt. Da ein erhöhter Östrogen-Spiegel jedoch die Verwertung dieses Vitamins im Körper behindern kann, entsteht bei Frauen mit einem solchen hormonellen Ungleichgewicht ein Mangel an Pyridoxin. Die Folgen sind depressive Verstimmungen, Nervosität, Reizbarkeit bis hin zu Muskelkrämpfen. Die Ärzte versuchen deshalb, vor allem beim Prämenstruellen Syndrom, die Beschwerden mit hochdosiertem Vitamin B6 (zwei- bis dreimal täglich 200 Milligramm) oder einem Vitamin-B-Komplex-Präparat zu lindern.

Da Pyridoxin das zentrale Nervensystem dämpft, wurde laut Studien durch diese Therapie besonders das seelische Wohlbefinden der Frauen günstig beeinflußt. Nebenwirkungen traten dabei nicht auf und sind bei dieser Dosierung nach Meinung von Experten auch nicht zu erwarten. Denn da es sich um ein wasserlösliches Vitamin handelt, scheidet der Körper alle Überschüsse, die er nicht braucht, schnell wieder aus.

Trotzdem sollten Sie Ihrem Körper Vitamine, Mineralstoffe und Spurenelemente höchstens zeitweilig, nicht aber auf Dauer künstlich zuführen. Besser ist es, den persönlichen Bedarf an diesen lebenswichtigen Nahrungsbestandteilen auch über die tägliche Ernährung zu decken. Vitamin B6 ist zum Beispiel in vielen Vollkornprodukten, in Weizenkeimen, Haferflocken, Reis, Bananen, Rindfleisch und Bierhefe enthalten. Wenn Sie genügend von diesen Nahrungsmitteln auf Ihren Speisezettel setzen, können Sie so schon beim Essen einem Pyridoxin-Mangel entgegenwirken.

Ebenfalls in Weizenkeimen und Reis, aber auch in grünen Bohnen, Eigelb, Kartoffeln und Schweinefleisch ist ein zweites wichtiges Vitamin des B-Komplexes enthalten, das **Vitamin B1**, auch **Thiamin** genannt. Es tritt im Körper immer in Aktion, wenn Kohlenhydrate verbrannt werden. So ist es kein Wunder, daß sich ein Mangel an diesem Vitamin zuerst dort bemerkbar macht, wo die meisten Kohlenhydrate verbraucht werden: im Gehirn, in den Nervenzellen und an der Herzmuskulatur. Die Folge sind Unruhe,

Schweißausbrüche, Schlaflosigkeit und depressive Verstimmungen – alles Beschwerden, die ohnehin schon Frauen während der Wechseljahre zu schaffen machen können. Achten Sie in diesem Lebensabschnitt also besonders darauf, daß Sie Ihren Mindestbedarf an Vitamin B1 von ein bis zwei Milligramm täglich kontinuierlich decken (100 Gramm frische Weizenkeime enthalten übrigens bereits fünf Milligramm!). Zum Ausgleich von Mangelerscheinungen kann der Arzt bis zu 300 Milligramm pro Tag verordnen.

Besonders gefährlich für das Skelett ist ein Mangel an **Vitamin D**. Dieses Vitamin, das eigentlich eher eine Art Hormon ist, balanciert den **Calcium**-Stoffwechsel aus, der wiederum für den Aufbau der Knochen verantwortlich ist. Stehen zu wenig calciumhaltige Nahrungsmittel wie Milch und Milchprodukte, Nüsse und grünes Blattgemüse auf dem Speiseplan, greift der Körper auf seine Calcium-Reserven in den Knochen zurück. Geschieht dies immer wieder, schrumpft das Depot bald merklich zusammen, die Knochenmasse schwindet, die Knochen werden porös. Es kommt zu gefährlichem Knochenschwund, Osteoporose. Frauen sollten deshalb schon in jungen Jahren mit etwa 1000 Milligramm täglich »Calcium-Vorräte« anlegen. Denken Sie dabei an Ihren erhöhten Bedarf bei einer Schwangerschaft und in der folgenden Stillzeit! Und während und nach den Wechseljahren sollten Sie Ihren Knochen ruhig noch einmal etwa 500 Milligramm pro Tag mehr gönnen. Schon 1,5 Liter Milch macht morsche Knochen fester. Gehen Sie viel ins Freie, denn das für die Calcium-Aufnahme wichtige fettlösliche Vitamin D wird bei Sonnenlicht in der Haut produziert und anschließend im Körper gespeichert. So tanken Sie nicht nur Vitamin D, sondern auch frische Luft.

Von besonderer Bedeutung während und nach den Wechseljahren ist auch das vor allem in Pflanzenölen und Sonnenblumenkernen vorkommende fettlösliche **Vitamin E**, das **Tocopherol**. Es schützt die Zellwände vor den Angriffen von sogenannten »freien Radikalen«, chemischen Verbindungen, die durch Umweltgifte, Tabakrauch und Alkohol in unserer Nahrung und Atemluft entstehen. Eine gute Versorgung mit diesem »Radikalenfänger« von 12 bis 36 Milligramm täglich (für eine bessere Wirkung sind auch 200

Milligramm pro Tag vertretbar) kann deshalb Gefäßerkrankungen, Atherosklerose und möglicherweise sogar die Bildung und das Wachstum bösartiger Zellen verhindern. Darüber hinaus verbessert Vitamin E die Sauerstoffversorgung aller Gewebe – eine gute Bremse für Alterungsprozesse. Wer zusätzlich zum Beispiel durch den Genuß von Zitrusfrüchten, Sanddornsaft, schwarze Johannisbeeren und Paprika noch eine gute Portion **Vitamin C**, **Ascorbinsäure**, von 100 bis maximal 1000 Milligramm täglich zu sich nimmt, stärkt auch sein Immunsystem und tut etwas für sein Wohlbefinden.

Überprüfen Sie Ihren Speiseplan also einmal gründlich im Hinblick auf Ihre tägliche Vitamin- und Mineralstoff-Zufuhr. Und sollten Sie, gemeinsam mit Ihrem Arzt oder Apotheker, Mängeln auf die Spur kommen, scheuen Sie sich nicht – kurzfristig oder regelmäßig – entsprechende Präparate zur Nahrungsergänzung einzunehmen. Ihr Arzt oder Apotheker hilft Ihnen sicher gern bei der individuellen Auswahl.

Gesunde Ernährung: Wie Sie Ihre Hormonproduktion speisen können

Darüber hinaus können Sie mit Messer und Gabel aber noch mehr für Ihren ganzen Körper und speziell für Ihren Hormonhaushalt tun. Denn so, wie viele unserer modernen Zivilisationskrankheiten auf eine ungesunde Ernährung zurückzuführen sind, können Sie umgekehrt durch gesundes Essen auch die beste Grundlage dafür schaffen, daß Sie sich körperlich, geistig und seelisch rundherum so richtig wohl und fit fühlen. Dazu müssen Sie keineswegs komplizierte Diätvorschriften einhalten, die Ihnen Ihre Gaumenfreuden verderben. Im Gegenteil, bis auf wenige Ausnahmen dürfen Sie alles essen, worauf Sie Appetit haben. Schließlich haben sich viele Frauen gerade durch ihr ständiges Diäthalten und Kalorienzählen oft zu einseitig ernährt und dadurch auch einen Mangel an lebenswichtigen Nahrungsbestandteilen heraufbeschworen. Kein Wunder, daß ihr Körper bestimmte Stoffwechselvorgänge dann ebenfalls auf Sparflamme hält!

Wichtig ist vor allem, daß auch in Ihrer Küche wieder verstärkt die Natur Einzug hält. Bei industriell verarbeiteten und immer stärker verfeinerten Lebensmitteln, Fertiggerichten und Fast Food, die sich in den letzten Jahren wachsender Beliebtheit erfreuen, sind nämlich wertvolle Vitamine, Mineralien, Spurenelemente und Ballaststoffe auf der Strecke geblieben, die dann in unseren mit Zivilisationskost gefüllten Töpfen fehlen. Mit einer ausgewogenen, möglichst naturbelassenen, faserreichen und vollwertigen Ernährung können Sie diesen Mangel jedoch leicht ausgleichen.

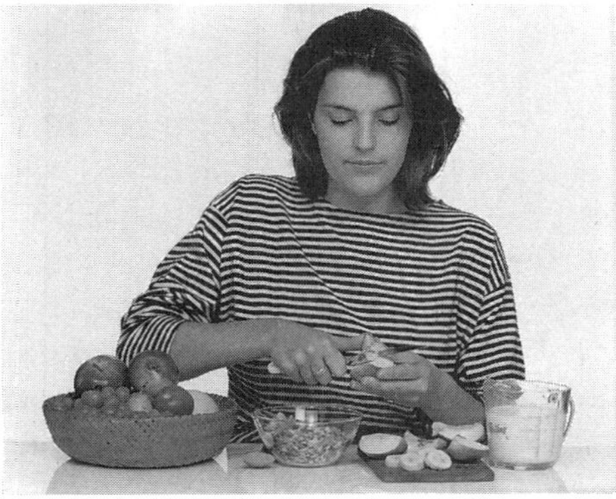

Eine gesunde Ernährung schafft die beste Grundlage dafür, daß Sie sich rundherum richtig wohl fühlen.

Dazu gehören an erster Stelle viel frisches Obst, Gemüse und Salate, von denen Sie soviel wie möglich roh auf den Tisch bringen sollten. Denn selbst mit schonenden Garmethoden kochen Sie noch eine Menge wichtiger Nährstoffe weg. Steigen Sie außerdem, wann immer es geht, von Weißmehl- auf Vollkornprodukte um, und reichern Sie Ihren Speisezettel mit Getreide im ganzen Korn oder als Flocken, Naturreis, Müslis, Nüssen und Hülsenfrüchten an. Alle diese Nahrungsmittel enthalten viele Ballaststoffe, von denen Sie täglich möglichst 35 Gramm zu sich nehmen sollten. Ihren Fett- und Eiweißbedarf können Sie hauptsächlich durch Milch und Milchprodukte wie Käse, Quark, Joghurt und Kefir, Eier und – wenn Sie nicht ganz zur »Körnerfresserin« werden möchten – ab und zu durch ein Stück mageres Fleisch und Fisch decken.

Grundsätzlich sollten Sie jedoch versuchen, den Anteil von Fetten und Eiweißen – besonders tierischen – in Ihrer Nahrung zugunsten von Kohlenhydraten zu verringern. Letztere sollten nach neuesten ernährungswissenschaftlichen Erkenntnissen 50 bis 60 Prozent der täglich verspeisten Kost ausmachen, Eiweiße dagegen nur 10 bis 20 Prozent und Fett höchstens 30 Prozent, wobei außerdem die mehrfach ungesättigten Fettsäuren überwiegen sollten. Zuviele Eiweiße (Proteine) begünstigen zum Beispiel die Ausscheidung von Calcium aus dem Körper. Und das brauchen die Knochen während und nach den Wechseljahren dringend für ihre Stabilität.

Auch wenn es sich kompliziert anhört – so schwierig ist es nicht, sich gesund und trotzdem schmackhaft und abwechselungsreich zu ernähren. Anregungen bekommen Sie in Reformhäusern, aber auch aus zahlreichen Vollwertkochbüchern, die inzwischen im Buchhandel zu kaufen sind.

Möglichst verzichten sollten Sie in Ihrer »neuen Küche« allerdings auf raffinierten **Zucker** und **Süßigkeiten**, die nur »leere Kalorien« liefern, aber auch auf **Alkohol**. Denn das süße Leben kann – wie sich herausgestellt hat – Frauenleiden verstärken. Problematisch sind ebenfalls coffeinhaltige Getränke wie **Kaffee**, schwarzer **Tee**, **Kakao** (Vorsicht deshalb auch vor **Schokolade**!) und **Colagetränke**. Diese enthalten nämlich bestimmte Substanzen, die **Methylxanthine**, die anregend aufs Gehirn wirken und dadurch – so vermuten Wissenschaftler – auch den Prolaktin-Spiegel erhöhen können. Ein Effekt, den ein gestörter Hormonhaushalt absolut nicht verkraften kann.

Frauen, die unter prämenstruellen Beschwerden leiden, sollten außerdem ihren **Salzkonsum** (auch den versteckten, zum Beispiel in Wurstwaren, Schinken etc.) radikal einschränken, um den Wassereinlagerungen im Gewebe entgegenzuwirken. Aber auch Frauen in den Wechseljahren und danach sollten äußerst sparsam mit dem Salzstreuer umgehen. Der Körper braucht nur zwei bis drei Gramm täglich. Alles, was darüber hinaus an **Natrium** (Kochsalz) das Essen würzt, kann zu Bluthochdruck und wiederum zu einer für das Knochengerüst gefährlichen vermehrten Ausscheidung von Calcium führen. Geschmack geben statt dessen sehr gut frische Kräuter. Schränken Sie jedoch auf keinen Fall Ihre Trinkmenge ein. Eineinhalb bis zwei Liter täglich – am besten Mineralwasser und Kräutertees – braucht Ihr Körper schon, um gut »durchgespült« zu werden.

Sie sehen also: Mit »Diät« haben diese Tips für eine gesunde Ernährung eigentlich nichts zu tun. Vielmehr geht es darum, Ihren Organismus möglichst optimal mit allem zu »füttern«, was er für einen reibungslosen Ablauf seiner Stoffwechselprozesse braucht. Probieren Sie es doch mal aus – am besten gleich gemeinsam mit Ihrem Partner oder der ganzen Familie. Wenn Sie erst einmal auf den natürlichen Geschmack gekommen sind, werden sich außer Ihren hormonproduzierenden Drüsen sicher auch Ihre Gefäße, Ihr Darm und nicht zuletzt Ihre Figur darüber freuen.

Stress abbauen: Nicht die Balance verlieren

Neben der ungesunden Zivilisationskost ist der Streß unseres hektischen Alltags eine wesentliche Ursache für zahlreiche Krankheiten der modernen Zeit. Gerade bei Frauen schlägt er oft nicht nur auf den Magen, sondern bringt – wie wir gesehen haben – ihren hormonellen Regelkreis gehörig aus dem Gleichgewicht. Kein Wunder angesichts der Doppel- und sogar Dreifachbelastungen, denen viele Vertreterinnen des weiblichen Geschlechts in unserer Gesellschaft immer noch ausgesetzt sind. Beim Hin- und Herhetzen zwischen Arbeitsplatz, Kochtopf, Kindergarten und ehelichem Schlafzimmer bleibt vielen Frauen kaum eine Verschnaufpause, geschweige denn Zeit zur Entspannung und Muße. Nicht selten arten sogar Urlaub und die knappe Freizeit noch in Streß aus, weil auch hier viel zu viele Aktivitäten auf dem Programm stehen. Zum Faulenzen und für Besinnlichkeit ist in unserem aktiven Leben meist kein Platz mehr.

Wenn dann Nervosität, Gereiztheit und depressive Verstimmungen auftreten, verordnen Ärzte häufig Psychopharmaka. Keine gute Hilfestellung, wenn man an die mögliche Suchtgefahr solcher Präparate denkt. Eine Lösung für die jeweiligen Probleme sind sie jedenfalls nicht. Und Frauenleiden können sie unter Umständen sogar noch verschlimmern, weil viele dieser Mittel den Prolaktin-Spiegel zusätzlich erhöhen, die Hormone also noch mehr aus der Balance bringen.

Dabei ist es oft gar nicht so schwer, den Streß, der uns krank macht, etwas abzubauen – zumal er vielfach in Eigenregie produziert wird. Gewiß, es gibt eine ganze Reihe von Verpflichtungen, denen Sie sich sicher nicht einfach entziehen können. Doch wenn Sie Ihr augenblickliches Leben mal kritisch unter die Lupe nehmen, finden Sie bestimmt einigen »Ballast«, den Sie abwerfen könnten. Gönnen Sie sich wirklich mal eine stille Stunde, um in Ruhe darüber nachzudenken, wie Sie Ihr Leben ändern und etwas streßfreier gestalten können.

Gerade Frauen sind nämlich oft immer noch dazu erzogen worden, für andere Menschen da zu sein, sich verantwortlich zu fühlen und dabei die eigenen Bedürfnisse hintenanzustellen. Doch warum muß das so sein? Wenn Sie kleine Kinder haben, haben Sie natürlich eine große Verantwortung zu tragen. Aber warum nur Sie allein? Teilen Sie sich die Pflichten mit dem Vater Ihrer Kinder – ebenso wie die Freuden.

Genauso ist es in fast allen Bereichen des täglichen Lebens: Statt sich ständig selbst unter Leistungsdruck zu setzen, um anerzogenen und zum Großteil übernommenen, auf jeden Fall aber von außen aufgepropften Wertvorstellungen und Normen zu genügen, sollten Sie viel lieber mal Ihre eigenen Wünsche, Gefühle und Bedürfnisse zu Wort kommen lassen. Statt sich allein ständig zu überfordern, sollten Sie besser auch mal andere Menschen Ihrer Umgebung – Ihren Partner, Ihre älteren Kinder, Verwandte, Freunde, Nachbarn, Arbeitskollegen – fordern. Sie werden sehen, es klappt.

Die beste Möglichkeit, Streß abzubauen, ist also, bei sich selbst anzufangen:

◊ Überlegen Sie sich deshalb, was Ihnen selbst in Ihrer augenblicklichen Lebensphase besonders wichtig ist und worauf Sie problemlos verzichten können.

◊ Denken Sie einmal darüber nach, wie Sie sich Ihr weiteres Leben vorstellen, was Sie bisher versäumt haben, was zu kurz gekommen ist. Vielleicht können Sie so neu anfangen, Ihre Wünsche und Träume in die Tat umzusetzen und künftig etwas bewußter zu leben.

- ◊ Setzen Sie Ihre eigenen Grenzen fest – körperlich wie geistig und seelisch. Alles, was Ihnen zuviel ist, sollten Sie möglichst radikal über Bord werfen.
- ◊ Versuchen Sie, Ihre eigenen Gefühle und Bedürfnisse nicht ständig zu betäuben oder zu unterdrücken. Permanente Aktivitäten rund um die Uhr, unablässiges Zusammensein mit anderen Menschen, die Berieselung mit Leben aus der Konserve, aus zweiter Hand und sogar Alkohol verhindern, daß Sie zu sich selbst kommen können.
- ◊ Tun Sie ab und zu mal etwas nur für sich selbst, etwas, wozu Sie Lust haben und was Ihnen Spaß macht. So vergessen Sie den Alltagsstreß am besten.
- ◊ Seien Sie einfach mal faul und gönnen Sie sich vor allem auch Ruhe, Stille, Alleinsein. Nur so können Sie wieder mit sich selbst ins reine kommen, Ihre innere Harmonie und Ihr Gleichgewicht wiederfinden.

Sportliche Aktivitäten: Setzen Sie sich in Bewegung

Eine gute Möglichkeit, etwas für sich selbst zu tun und gleichzeitig aktiv Streß abzubauen, ist sportliche Betätigung. Dabei geht es nicht darum, Rekorde aufzustellen und Höchstleistungen zu vollbringen – das wäre ja nur neuer, Streß erzeugender Leistungsdruck. Nein, sich innerhalb der eigenen körperlichen Grenzen mit möglichst viel Spaß und Freude zu betätigen – das ist das richtige »Anti-Streß-Programm«. Denn unter dieser Voraussetzung stärken Sie nicht nur Herz und Kreislauf, Ihre Leistungsfähigkeit und Ihre Abwehrkräfte, Sie trainieren auch Ihre Muskulatur, kräftigen Ihr Skelett und steigern Ihre Knochenmasse – vor allem aber gewinnen Sie neues Vertrauen in sich und Ihren Körper, bauen gesundheitsgefährdende Anspannungen ab und heben Ihre Stimmung.

Auf welche Weise Sie sich sportlich betätigen, hängt natürlich ganz von Ihrer Lust und Laune ab. Überlegen Sie einfach mal, was Ihnen Freude machen würde, was Sie eventuell schon immer ausprobieren wollten oder was Sie wieder häufiger tun möchten. Vielleicht haben Sie auch Freunde und Bekannte, denen Sie sich anschließen möchten. Oder Sie gehen einfach in einen Sportverein oder in ein Sportstudio. Ob Jazzgymnastik zu flotter Musik und mit netten Leuten, Kegeln im Verein, Radtouren mit Partner oder Familie, ein Tennismatch mit der Freundin, regelmäßiges Schwimmen oder Laufen, bei dem Sie mit sich und Ihren Gedanken allein sind – Hauptsache, Sie haben Spaß dabei und fühlen sich wohl. Und das nicht nur, nachdem Sie sich den Schweiß heruntergeduscht haben.

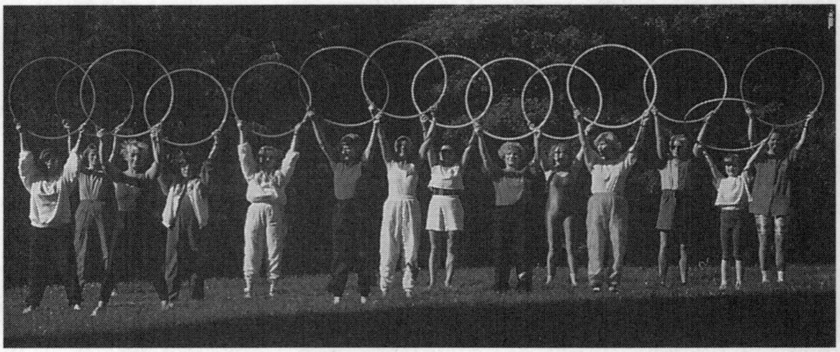

Denn verbitterte Kraftanstrengungen bis an die Grenzen Ihrer Belastbarkeit sind heute nicht mehr angesagt. Sportwissenschaftler schwimmen nämlich inzwischen auf einer sanfteren Fitness-Welle. »Erholungssport« heißt jetzt die Devise – mäßig, aber regelmäßig. So sollten Sie keineswegs ein bestimmtes vorgeschriebenes Pensum absolvieren, wenn Sie selbst das Gefühl haben, daß dieses viel zu anstrengend für Sie ist. Falscher Ehrgeiz ist absolut fehl am Platz.

Das gilt vor allem, wenn Sie schon etwas älter sind und bereits eine leichte **Osteoporose** haben. Trotzdem sollten Sie sich gerade dann ganz regelmäßig bewegen und versuchen, jeden Tag gezielte **Gymnastik** zu machen. Besonders günstig sind Streck- und Dehnübungen, die die Wirbelsäule entlasten und die Rücken- und Bauchmuskulatur stärken. Geeignet auch isometrische Übungen und Stretching-Methoden. Am besten lassen Sie sich von einer Krankengymnastin beraten. Wichtig in jedem Fall: Keine Übung darf Ihnen Schmerzen bereiten. Doch wer sich regelmäßig in Bewegung setzt, kommt mit der Zeit ohnehin immer besser in Schwung, hat mehr Ausdauer und Leistungsvermögen. Sie werden staunen, was Ihr Körper auf einmal so alles schafft! Spätestens dann läßt der Wohlfühl-Effekt nicht mehr lange auf sich warten, und Sie laufen dem stressigen Alltag und damit vielleicht auch einigen Ihrer Beschwerden einfach davon.

Zum Schluß noch ein Tip, den bereits junge Frauen beherzigen sollten, auch wenn er sich wahrscheinlich erst in oder nach den Wechseljahren auszahlt: Trainieren Sie regelmäßig Ihre **Beckenbodenmuskulatur**. Das verbessert die Durchblutung des gesamten Unterleibs und beugt vor allem einer Harninkontinenz vor. Dabei ist diese ganz besondere »Gymnastik«– auch »Kegelübungen« genannt – äußerst einfach und überhaupt nicht zeitaufwendig. Sie können die Übungen jederzeit unbemerkt im Alltag machen, an roten Ampeln wie beim Fernsehen: Atmen Sie einfach ein und spannen Sie beim Ausatmen die Muskeln des Beckenbodens so fest wie möglich an. Diese Spannung halten Sie einige Sekunden, atmen dabei ruhig weiter und lassen wieder locker. Danach geht's von vorn los. Eine andere Übung ist das »Fahrstuhl-Fahren«: Dazu stellen Sie sich vor, Ihre Beckenbodenmuskulatur würde einen Fahrstuhl betreiben, der sich über drei bis vier Stockwerke in die Höhe bewegt, dann wieder von der vierten in die erste Etage hinuntersaust, stoppt, nochmal in den dritten Stock fährt usw. Wer solche Übungen bis zu hundertmal am Tag macht, dessen Beckenboden schlafft unter Garantie weder nach einer Schwangerschaft noch in reiferen Jahren ab.

Entspannen Sie sich mal

Wer nun partout kein sportlicher Typ ist und sich absolut nicht dazu überwinden kann, in Bade- oder Trainingsanzug zu steigen, der kann natürlich gegen krankmachenden Streß und für sein seelisches und körperliches Gleichgewicht auch etwas tun, ohne sich von der Stel-

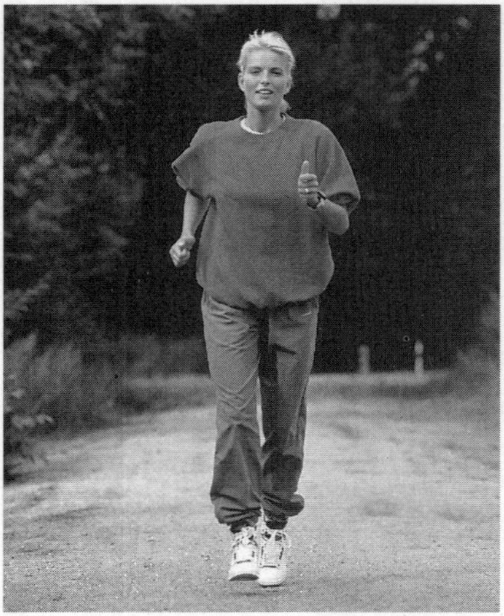

le zu bewegen. Und auch den sportlich Aktiven kann es nicht schaden, sich zusätzlich etwas Entspannung zu gönnen. Denn nur so finden Sie wirklich wieder zu sich selbst.

Die einfachste Methode, um die Anspannungen des Tages abzuschütteln, ist immer ein **heißes Bad** – eventuell mit einem entspannenden und beruhigenden Kräuterzusatz (z.B. Melisse). Sie können sich natürlich auch etwas auf Ihr Sofa oder Ihr Bett legen, sich zudecken, die Augen schließen und versuchen, kurze Zeit abzuschalten. Schon ein Viertelstündchen reicht nach Meinung von Experten aus, um sich zu entspannen und dem Körper neue Kraft zu geben. Wichtig ist dabei allerdings, daß Sie während dieser **Ruhepause** keine Probleme wälzen, sondern sich tatsächlich bemühen, mal an »nichts« zu denken.

Atmen Sie ganz ruhig und tief ein und aus und sagen Sie in sich hinein »Ich bin ganz ruhig und entspannt«. Sie können Ihre Gedanken auch auf eine kurze **Erholungsreise** schicken, indem Sie an Dinge denken, bei denen Sie sich wohlfühlen oder an die Sie eine angenehme Erinnerung haben: Wie wäre es mit einem Spaziergang am Strand, das Ausruhen auf einer sonnendurchfluteten Waldlichtung oder das sanfte Hin- und Herschaukeln in einer Hängematte? Lassen Sie Ihrer Phantasie einfach mal freien Lauf, und seien Sie ganz entspannt gespannt darauf, wohin die Reise Sie führen wird. Bevor Sie in Ihren Alltag zurückkehren, atmen Sie ein paar Mal ganz tief durch und bewegen Hände und Füße, damit Sie wieder richtig wach werden. Sie werden staunen, wie frisch Sie sich nach einer solchen kurzen »Erholungsreise« fühlen.

Eine noch tiefere Entspannung des ganzen Körpers ermöglicht das **Autogene Training**. Diese Methode sollten Sie jedoch nach Möglichkeit unter fachkundiger Anleitung erlernen. Kurse gibt es in den Volkshochschulen, bei Krankenkassen und in sozialen Einrichtungen. Aber auch Ärzte vermitteln in ihrer Praxis oft die Grundkenntnisse dieses Entspannungsverfahrens. Fragen Sie Ihren Arzt einfach mal danach, wenn Sie Lust dazu haben. Sie werden mit diesem Training nicht nur insgesamt ruhiger und entkrampfter auch in stressigen Situationen, Sie können damit auch bestimmte Regionen Ihres Körpers, zum Beispiel Ihren während der Menstruation schmerzenden Unterleib, gezielt entspannen – vorausgesetzt, Sie üben regelmäßig.

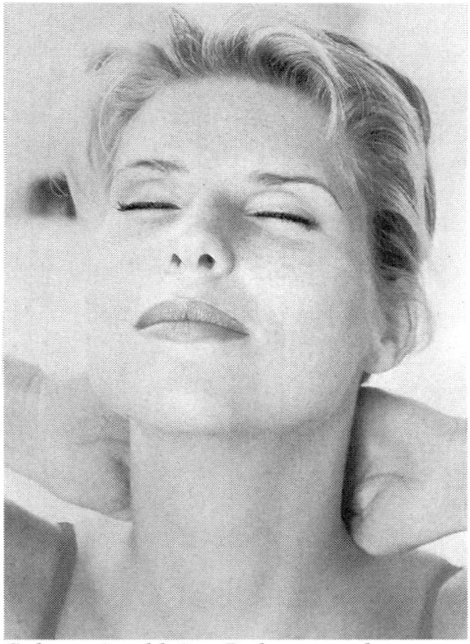

Schon eine kleine Ruhepause kann helfen, die Anspannungen des Tages abzuschütteln.

Entspannend, aber gleichzeitig auch belebend sind die sogenannten »**Fünf Tibeter**«, fünf Harmonie-Übungen aus dem alten Indien, um die wichtigsten Energiezentren unseres Organismus zu aktivieren (siehe »Bücher zum Weiterlesen«). Sie brauchen dafür täglich nur 20 Minuten Zeit. Der Lohn: Die Arbeit des Hormonsystems wird angekurbelt, normalisiert sich, ein ganz neues Gefühl von Vitalität breitet sich aus. Auch wenn Sie mit diesen Übungen wahrscheinlich nicht, wie sie versprechen, die »Quelle der Jugend« finden werden – gut werden Sie Ihnen allemal tun.

Eine weitere ganzheitliche Methode, die zu einer neuen Harmonie von Körper, Geist und Seele führen kann, ist das **Yoga**. Diese aus dem alten Indien stammende Lehre umfaßt zunächst einmal eine Reihe von Körperübungen (Asanas) und Atemtechniken, die gezielt bestimmte Organe und Muskelgruppen stärken sollen. Eine der besten Yoga-Übungen bei schmerzhaften und unregelmäßigen Monatsblutungen ist beispielsweise die »Kobra«, die die Durchblutung der Unterleibsorgane verbessert: Legen Sie sich dazu auf den Bauch, die Beine geschlossen, die Handflächen neben den Schultern, die Stirn auf dem Boden. Nun atmen Sie tief ein und heben dabei den Kopf und den Oberkörper hoch. Die Hände unterstützen die Haltung, die Ellenbogen dürfen jedoch nicht durchgedrückt sein. Versuchen Sie, drei Atemzüge lang diese Stellung zu halten. Dann senken Sie den Körper ganz langsam wieder und entspannen sich auf dem Bauch liegend.

Ganz spezielle Übungen zur besseren Durchblutung der Sexualorgane umfaßt das sogenannte »**Luna-Yoga**«, das sich vor allem an Frauen mit unerfülltem Kinderwunsch richtet. Aber auch bei Zyklusstörungen, starken Schmerzen während der Menstruation und Wechseljahrsbeschwerden wirken die sanften Spürübungen lindernd. Mit der Zeit tragen sie zu einer harmonischen Einheit von Körper, Geist und Seele, zu einem tieferen Einklang mit sich selbst und der eigenen Weiblichkeit und damit einer ganz neuen Art von Fruchtbarkeit bei.

Dies sind nur zwei Beispiele von vielen. Yoga ist viel mehr als nur eine andere Form von Gymnastik. Neben dem »Training« für den Körper gehören ebenso Konzentrationsübungen und Meditation dazu. So ermöglicht Yoga eine innere Sammlung von Gedanken, Gefühlen und Energien, immer mit dem Ziel, sich selbst und seine eigene Mitte zu finden. Mit der Zeit bekommen Sie so eine ganz neue Sichtweise der Dinge. Und nur durch einen solchen Prozeß, der Ihnen Ihr eigenes Leben und Ihre eigene Persönlichkeit bewußter macht, ist letztendlich auch eine Selbstverwirklichung möglich.

Wer diesen Weg für sich und zu sich selbst gehen möchte, sollte sich allerdings einen geschulten »Führer« suchen, der zumindest die ersten Schritte begleitet und die Grundbegriffe des Yoga vermittelt. Kurse gibt es zum Beispiel ebenfalls in Volkshochschulen und anderen Bildungsstätten. Und warum sollten Sie nicht wirklich einen Nachmittag oder einen Abend in der Woche etwas für sich selbst tun? Wichtig ist, daß Sie erst einmal einen Anfang machen: Gönnen

Sie sich ganz bewußt gewisse Zeiten nur für sich allein: Bestehen Sie auf Ihrem Recht auf Ruhe, und ziehen Sie sich möglichst an einen ungestörten Platz zurück. Erst wenn Sie gelernt haben, auch mal die Hände in den Schoß zu legen und die Stille zu genießen, können Sie die Signale Ihres Körpers wieder richtig heraushören. Und nur so können Sie zu sich selbst, zu Ihrem eigenen Gleichgewicht zurückfinden.

Gesundheit durch die Füsse: Reflexzonen-Massage

Unsere Füße tragen uns nicht nur durchs Leben, sie sind auch ein Spiegelbild unseres ganzen Körpers – im Kleinformat natürlich. Auch wenn Sie es sich kaum vorstellen können, aber zwischen bestimmten Punkten unserer äußeren Hülle und den inneren Organen besteht eine gewisse Verbindung, eine »Reizleitung« sozusagen. Drücken Sie außen auf einen dieser Punkte, so löst das im Körper in dem betreffenden Organ eine Reaktion, einen Reflex aus. Naturheilkundler sprechen von **Reflexzonen**, deren Massage zahlreiche Beschwerden lindern kann.

Wenn Sie sich nicht wohlfühlen, sollten Sie deshalb nicht nur zu Ihrem Bauch oder Ihren Brüsten nett sein, sondern auch Ihren Füßen ein paar Streicheleinheiten gönnen. Eine Behandlung der Reflexzonen löst krankmachende Spannungen, die sich im Körper aufgebaut haben, fördert die Durchblutung und kurbelt den Stoffwechsel an, so daß der Organismus Schadstoffe besser ausscheidet.

Um ein Gefühl für die Reflexzonen-Massage zu bekommen, sollten Sie sich am Anfang am besten von einem erfahrenen Therapeuten behandeln und dabei in die Technik einweisen lassen. Immer mehr Masseure, Chiropraktiker und Krankengymnasten beherrschen inzwischen diese Methode. Mit der Zeit werden Sie jedoch spüren was Ihnen gut bekommt. Dann können Sie gerade an Ihren Füßen auch ruhig selbst Hand anlegen. Falsch machen können Sie dabei nämlich nicht viel. Wenn Sie die jeweilige Reflexzone nicht ganz exakt erwischen, ist das nicht unbedingt schlimm. Sie »massieren« dann nur ein anderes Organ.

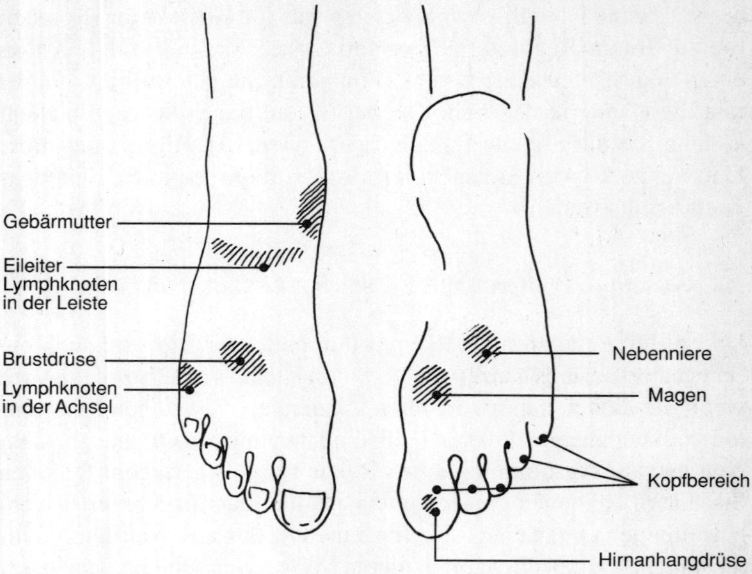

Hier finden Sie die Reflexzonen an Ihren Füßen, die für Frauen besonders wichtig sind.

Wichtig ist jedoch, daß Sie einigermaßen gelenkig sind, damit Sie trotz der hochgezogenen Füße entspannt sitzen können. Vielleicht bitten Sie sonst einfach Ihren Partner oder eine Freundin, mit sanften, kreisenden Bewegungen, am besten mit dem Daumen, Ihre Reflexzonen zu massieren. Dann können Sie sich dabei bequem hinlegen. Die Behandlung selbst darf aber auf keinen Fall Schmerzen verursachen.

So wie alle inneren Organe haben auch die weiblichen Geschlechtsorgane und die Brüste eine für sie zuständige Reflexzone in den Füßen (siehe Abbildung oben). Dabei »sitzt« der linke Eierstock im linken Fuß, der rechte im rechten. Bei den Brüsten ist das genauso. Für Frauen in den Wechseljahren ist die Nebennieren-Zone besonders wichtig. Nicht selten merken Patienten aber schon durch den Druckschmerz in bestimmten Regionen ihrer Füße, wo im Körper etwas nicht stimmt.

Falls Sie sich nicht so recht trauen, Ihre Füße selbst zu massieren, und Sie auch keinen erfahrenen Therapeuten in Ihrer Nähe haben, können Sie es natürlich erst einmal mit technischer Unterstützung versuchen. Es gibt im Sanitätsfachhandel, in Gesundheitsläden und Reformhäusern inzwischen verschiedene Geräte (spezielle Matten, Fußrollen und -trainer), die die Reflexzonen »bearbeiten« – zwar nicht so gezielt wie eine Massage, aber als Selbstbehandlung und Einstimmung auf diese Methode sind sie gut geeignet. Etwas Geduld müssen Sie jedoch auch hierbei haben. Der Effekt dieser Therapie kommt langsam und auf sanften Sohlen. Doch mit der Zeit lassen sich Störungen im ganzen Organismus durch die Füße heilen.

Frauenkuren: Ausspannen vom Alltag

Nun haben Sie bereits eine ganze Reihe von Anregungen bekommen, wie Sie Ihre Hormone wieder ins Lot bringen können. Zugegeben – eine gute Portion Eigeninitiative gehört schon dazu, wenn Sie Ihr bisheriges Leben so umkrempeln wollen, daß Sie zu einem neuen Gleichgewicht von Körper, Geist und Seele finden. Und etwas Zeit für sich ganz allein müssen Sie auch von Ihrem täglichen Pflichtprogramm dafür abknapsen. Eine gute Möglichkeit, diese Startschwierigkeiten zu überwinden, ist daher eine **Kur**.

Da können Sie vom Alltag ausspannen und sich in aller Ruhe nur auf sich selbst konzentrieren. Sie können Ihre Ernährung umstellen, schwimmen, in die Sauna oder ins Dampfbad gehen, von sportlichen Angeboten profitieren und verschiedene Entspannungstechniken ausprobieren. Sie können ausgedehnte Spaziergänge machen, kulturelle und Freizeitangebote nutzen, aber auch mit viel Muße über sich selbst, Ihre augenblickliche Situation und Ihren weiteren Lebensweg nachdenken. Und natürlich haben Sie ärztliche Betreuung und eine breite Palette an gezielten Heilanwendungen, die Ihnen sicher gut tun werden. Bei Frauenleiden haben sich neben Kneippverfahren speziell **Sole-** und **Moorbäder** sowie -Scheidenanwendungen und Moorpackungen bewährt. Ob bei Prämenstruellem Syndrom, Erschöpfungszuständen, Unfruchtbarkeit, Harninkonti-

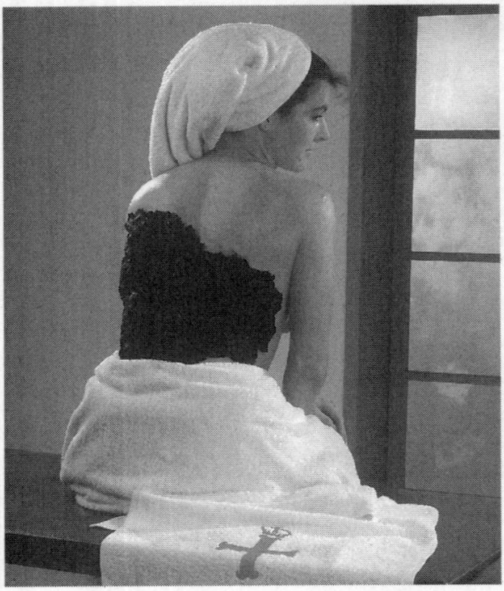

nenz oder Wechseljahrsbeschwerden – sie verbessern die Durchblutung der Unterleibsorgane, besänftigen das Nervensystem, harmonisieren den Hormonhaushalt und fördern den Eisprung.

Fragen Sie einmal Ihren Arzt, ob Sie aufgrund Ihrer Beschwerden das Anrecht auf eine von den Sozialversicherungsträgern finanzierte Kur hätten und was Sie dafür tun müssen. Für Frauen mit kleinen Kindern gibt es unter bestimmten Bedingungen sogar Mutter-und-Kind-Kuren.

Eine andere Möglichkeit sind ganz spezielle **ambulante Frauenkuren**, wie sie von einigen »Frauenheilbädern« angeboten werden. Dabei kuren Sie drei bis vier Wochen gemeinsam mit anderen Frauen in kleinen Gruppen, wobei spezifisch weibliche Aktivitäten auf dem Programm stehen – ergänzt durch Ihre persönliche Gesundheitsbehandlung (nähere Informationen siehe im Adreßanhang unter »Arbeitskreis Gynäkologische Balneotherapie«).

Gemeinsam Probleme bewältigen

So wie Sie Ihre Ruhe, Entspannung und ein gewisses Maß an Zurückgezogenheit brauchen, um Ihr inneres Gleichgewicht wiederzufinden, so kann es umgekehrt aber auch sehr wertvoll für Sie sein, über Ihre gesundheitlichen Probleme einmal ganz offen und frei zu reden. Wenn Sie einen guten Arzt oder eine gute Ärztin haben, hilft Ihnen vielleicht ein **vertrauensvolles Gespräch** in der Praxis. Trotzdem wird dabei aufgrund der Distanz wahrscheinlich immer ein letzter Rest an Zurückhaltung und Scheu bleiben, der sich nur schwer überwinden läßt. Schließlich ist es für uns nicht einfach, über intime Dinge zu sprechen – auch wenn das Verhältnis zu einem Mediziner noch so gut ist.

Da ist es schon leichter, der besten Freundin oder einer anderen Frau, zu der Sie großes Vertrauen haben, zu sagen, daß die Menstruation ständig Beschwerden verursacht, daß die Brüste schmerzen, daß es mit dem langersehnten Nachwuchs immer noch nicht klappen will oder daß aufsteigende Hitze und Schweißausbrüche das Blut in den unpassendsten Situationen in Wallung bringen. Selbst wenn Sie mit Ihrer Freundin bisher noch nie über solche ganz persönlichen Dinge geredet haben, versuchen Sie es einfach in einem günstigen Augenblick. Schütten Sie Ihr Herz doch ruhig mal aus, reden Sie sich Ihre Sorgen und Nöte von der Seele. Das ist oft schon eine große Erleichterung und Hilfe. Vielleicht hat auch Ihre Freundin sich bisher nur nicht getraut, mit Ihnen über solche intimen Probleme zu reden, und freut sich darüber, daß Sie endlich den Anfang machen. Und vielleicht hat sie sogar ähnliche Beschwerden wie Sie. Dann wird Ihr Verhältnis zueinander durch ein solches Gespräch nur noch enger. Denn dann haben Sie beide gemerkt, daß Sie nicht allein sind, und können versuchen, Ihre Probleme gemeinsam zu bewältigen.

Gerade bei Frauen, die unter ähnlichen Beschwerden leiden wie Sie, werden Sie mit Sicherheit immer ein offenes Ohr finden. Hierin liegt auch das Geheimnis von **Selbsthilfegruppen**. Darin schließen sich Betroffene, die unter denselben Problemen leiden, zusammen, um ihre Erfahrungen auszutauschen, sich gegenseitig Hilfestellung zu leisten und gemeinsam ihr Schicksal besser bewältigen zu können. So gibt es beispielsweise inzwischen immer mehr Selbsthilfegruppen von Frauen, die ungewollt kinderlos sind. Aber auch Frauen, die unter dem Prämenstruellen Syndrom leiden, haben sich hier und da schon in Gruppen zusammengefunden.

Allerdings kann es etwas aufwendig sein, den Kontakt zu einer solchen Gruppe zu knüpfen, weil diese nicht – wie andere Selbsthilfegruppen, zum Beispiel die Frauenselbsthilfe nach Krebs e.V. – in zentralen Dachverbänden organisiert sind. Trotzdem sollten Sie sich dadurch nicht entmutigen lassen. In vielen Orten gibt es sogenannte Kontakt- und Informationsstellen für Selbsthilfegruppen, wo Sie sich erkundigen können. Auskunft geben könnte eventuell auch die Nationale Kontakt- und Informationsstelle zur Anregung und Unterstützung von Selbsthilfegruppen (siehe Adreßanhang). Fragen Sie sonst einfach mal in Ihrer Kirchengemeinde, in Familienbildungsstätten, sozialen und besonders alternativen Einrichtungen und vor allem in Frauengesundheitsläden und Frauenbuchhandlungen danach. Vielleicht bekommen Sie auf diese Weise eine Kontaktadresse.

Sollte diese Suche erfolglos bleiben, können Sie natürlich auch selbst aktiv werden und den ersten Schritt tun. Geben Sie doch einfach mal eine Kleinanzeige in Ihrer regionalen Tageszeitung oder einem Anzeigenblatt auf – ruhig unter Chiffre, wenn Sie Ihre Telefonnummer nicht veröffentlichen wollen. Vielleicht können Sie auch bei Ihrem Frauenarzt in der Praxis einen Aushang machen. Der Text könnte zum Beispiel ungefähr so lauten:

»**Prämenstruelles Syndrom**. Wer leidet wie ich unter den Tagen vor den Tagen und möchte gern gemeinsam mit anderen Frauen über seine Probleme reden? Bitte melden unter Chiffre/Telefon ...«

Wahrscheinlich werden Sie bald einen Kreis von »Mitbetroffenen« zusammenhaben. Ein solcher Erfahrungsaustausch in einer Gruppe, auch wenn es für Sie anfangs völlig ungewohnt ist, kann Ihnen neuen Mut, Denkanstöße und auch praktische Tips für Ihren Alltag geben. Vor allem aber lassen sich Probleme, die auf mehrere Schultern verteilt werden, gemeinsam besser bewältigen.

Verständnis füreinander haben

Wenn es uns nicht gut geht, freut sich jedoch nicht nur der Bauch über eine Wärmflasche oder der Rücken über eine Massage, auch die Seele braucht ein Trostpflaster und ein paar Streicheleinheiten. Wer wäre besser dafür geeignet, Sie an solchen Tagen etwas zu umsorgen und zu verwöhnen, als Ihr Partner oder Ihre ganze Familie. Doch gerade die Menschen, die uns am nächsten stehen, sind leider auch immer mitbetroffen.

Wenn eine Frau zum Beispiel unter starken prämenstruellen Beschwerden oder massiven Auswirkungen der Hormonumstellungen in den Wechseljahren leidet,wird dadurch natürlich auch die Atmosphäre zu Hause in Mitleidenschaft gezogen. Kinder sind dann oft eher eine Belastung als eine Freude. Und wenn die Brüste schmerzen und spannen oder die Scheide ausgetrocknet ist und brennt, ist die Lust auf Sex wahrscheinlich eher gedämpft, der Partner entsprechend frustriert. So reagieren in solchen Situationen nicht selten auch noch die Angehörigen gereizt und sauer, es kriselt in Beziehungen, die Stimmung ist auf dem Nullpunkt, und die Frau fühlt sich als »Schuldige« noch schlechter.

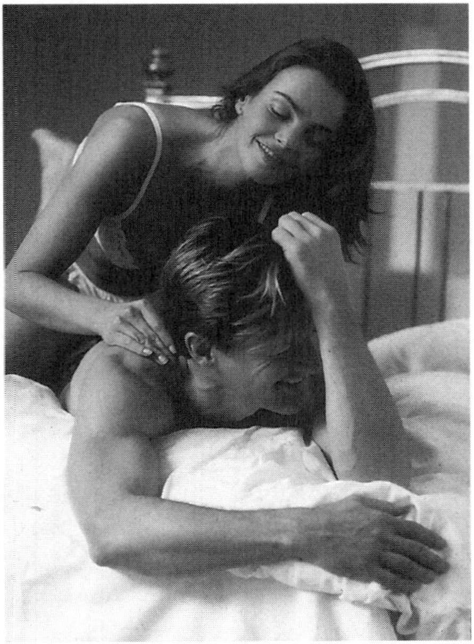

Zuhören, eine entspannte Atmosphäre schaffen – so hilft der Partner, wenn es hormonell kriselt

Dabei wäre es ganz einfach, einer derartigen Eskalation entgegenzuwirken. Etwas Verständnis füreinander haben, heißt die Zauberformel, die Harmonie und eine entspannte Atmosphäre schaffen kann. Gerade Sie, meine Herren, sollten davon vielleicht einmal öfter Gebrauch machen. Wenn hormonelle Gleichgewichtsstörungen Ihre Partnerin aus der Balance bringen, versuchen Sie doch einfach mal, dies etwas auszugleichen, indem Sie besonders liebevoll und zärtlich sind.

Nehmen Sie die Beschwerden ernst, aber verbreiten Sie mit einer Prise Humor eine gute, gelockerte Stimmung. Das entkrampft viele brenzlige Situationen. Auch eine Extraportion Fürsorglichkeit kann nicht schaden: Wie wäre es zum Beispiel mit einer Tasse Tee ans Bett, einer sanften Massage oder einer nett zubereiteten kleinen Mahlzeit? Nehmen Sie Ihrer Partnerin auch lästige Pflichten ab, die ihr zu solchen Zeiten sehr schwerfallen. Schließlich würde sie das mit Sicherheit ohne zu zögern auch für Sie tun, wenn Sie sich nicht wohlfühlen. Das wichtigste ist jedoch, daß Sie immer bereit sind zuzuhören und daß Sie gegenseitig stärker auf die Bedürfnisse des anderen eingehen – auch wenn das bedeutet, daß der andere ganz schlicht und einfach allein sein und in Ruhe gelassen werden möchte. Die gemeinsamen Stunden werden danach bestimmt um so schöner.

Voraussetzung für ein solches Miteinander ist jedoch, daß jeder dem anderen gegenüber seine eigenen Bedürfnisse offen und eindeutig äußert. Denn auch wenn Sie sich in einer langjährigen Partnerschaft noch so gut kennen – Gedanken lesen kann niemand. Also, meine Damen, sagen Sie ganz ehrlich, wie Sie fühlen und was Sie sich im Augenblick am liebsten wünschen. Nur so kann Ihr Partner auch Verständnis für Sie aufbringen.

Seien Sie nett zu sich selbst

Ihre eigenen Bedürfnisse zu äußern, fällt Ihnen als Frau wahrscheinlich besonders schwer. Doch warum denken Sie eigentlich fast immer zuerst an andere? Gerade wenn Ihre Gesundheit Ihnen Probleme bereitet, sollten Sie etwas mehr an sich selbst denken. Seien Sie doch auch einmal ein kleines bißchen egoistisch – in Ihrem eigenen Interesse. Schließlich sind Sie zu anderen Menschen immer nett. Warum also nicht auch zu sich selbst? Ein paar Anregungen dafür haben Sie sicher in den vorangegangenen Abschnitten gefunden.

Aber wahrscheinlich fällt Ihnen, wenn Sie in Ruhe darüber nachdenken, noch einiges mehr ein, wie Sie sich ganz persönlich etwas verwöhnen können. Gönnen Sie sich etwas. Sie haben genauso ein

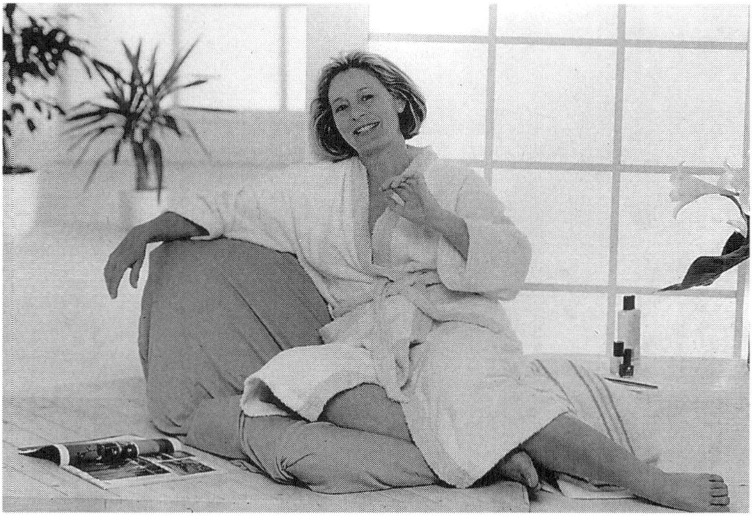

Recht darauf wie Ihr Partner, Ihre Kinder oder Ihre anderen Angehörigen. Sagen Sie mal wieder häufiger »Ich bin«, »Ich will« und vor allem »Nein«, wenn Sie zu etwas keine Lust haben. Diese Formulierungen haben viele von uns Frauen leider schon zu lange aus ihrem Wortschatz gestrichen. Doch nur so können Sie wieder zu sich selbst und zu Ihrem inneren Gleichgewicht zurückfinden. Und das ist die beste Voraussetzung dafür, daß eine ärztliche Behandlung gut anschlägt und Ihre Hormone auf Dauer wieder ins Lot kommen. Sie können selbst viel dazu beitragen, daß Ihr Körper, Ihr Geist und Ihre Seele wieder zu einer neuen Ausgeglichenheit und Harmonie zurückfinden.

Versuchen Sie es einfach. Viel Glück und Erfolg dabei. Und alles Gute für den Start in Ihr »neues«, bewußteres Leben.

Anhang

Glossar

AGNUS CASTUS (Vitex) – Mönchspfeffer, auch Keuschlamm; Arzneipflanze

AMENORRHOE – Ausbleibende Regelblutung

ATHEROSKLEROSE – Verengung der Arterien durch Ablagerungen an den Innenwänden der Gefäße

BASALTEMPERATUR – Morgendliche Aufwachtemperatur

CORPUS LUTEUM – Gelbkörper

DYSMENORRHOE – Schmerzhafte Blutung

ENDOKRINES SYSTEM – Gesamtheit aller Hormone

ENDOMETRIOSE – Gutartige Wucherung der Gebärmutter-Schleimhaut

FOLLIKEL – Unreifes Eibläschen

FSH – Follikel-stimulierendes Hormon

GALAKTOGRAPHIE – Röntgendarstellung der Milchgänge der Brust mit Hilfe eines Kontrastmittels

GESTAGEN – Synthetisches Hormon, kommt in seiner Wirkung dem natürlichen Progesteron gleich

HCG – Humanes Choriongonadotropin, Schwangerschaftshormon

HOMÖOPATHIE – Naturheilkundliches Heilverfahren

HORMON – Botenstoff

HORMONSUBSTITUTION – Hormon-Ersatz-Therapie, bei der ein Mangel durch entsprechende Hormongaben ausgeglichen wird

HYPERMENORRHOE – Sehr starke Blutung

HYPERPROLAKTINÄMIE – Krankhaft erhöhter Prolaktin-Spiegel im Blut

HYPOMENORRHOE – Sehr schwache Blutung

HYPOPHYSE – Hirnanhangdrüse

HYPOTHALAMUS – Zwischenhirn

INFERTILITÄT – Unfähigkeit, ein Kind auszutragen

INKONTINENZ – Unfreiwilliger Harnabgang

KLIMAKTERIUM – Wechseljahre

KLIMAKTERISCHES SYNDROM – Vielzahl von Beschwerden, die während der Wechseljahre aufgrund des Östrogenmangels auftreten

KONTRAZEPTIVUM – Verhütungsmittel

LAKTATION – Milchbildung in der Brustdrüse

LAPAROSKOPIE – Bauchspiegelung

LH – Luteinisierendes Hormon

MAMMOGRAPHIE – Röntgendarstellung der Brüste

MASTODYNIE – Schmerzende, spannende Brüste

MASTOPATHIE, fibrozystische – Gutartige Brusterkrankung mit vermehrtem Wachstum von Binde- und Drüsengewebe, wodurch Zysten entstehen

MENARCHE – Erste Monatsblutung

MENOPAUSE – Letzte spontane Regelblutung, Menstruation im Leben einer Frau

MENSTRUATION – Monatsblutung

MYOM – Gutartige Geschwulst aus dem Muskelgewebe der Gebärmutter

ÖSTROGEN – Hormon, das im Follikel und im Eierstock gebildet wird

OLIGOMENORRHOE – Zu seltene Blutungen, Zyklusdauer länger als 35 Tage

OSTEOPOROSE – Knochenschwund, starker Verlust an Knochenmasse, der zu brüchigen Knochen führt

OVAR, OVARIEN – Eierstock, Eierstöcke

OVULATION – Eisprung

PERIMENOPAUSE – Zweite Phase der Wechseljahre zwischen der Prämenopause und einem Jahr nach der letzten Regelblutung

PHYTOPHARMAKA – Pflanzliche Arzneimittel

POLYMENORRHOE – Zu häufige Blutungen, Zyklusdauer kürzer als 24 Tage

POSTMENOPAUSE – Dritte Phase der Wechseljahre, die ein Jahr nach der letzten Regelblutung beginnt und bis zum Alter von 65 Jahren (Senium) dauert

PRÄMENOPAUSE – Erste Phase der Wechseljahre, in der der Zyklus allmählich aus dem Takt gerät

PRÄMENSTRUELLES SYNDROM, PMS – Beschwerden vor der Monatsblutung

PROGESTERON – Hormon, das im Gelbkörper gebildet wird

PROLAKTIN – Hormon der Hypophyse, regt unter anderem die Milchbildung an

SONOGRAPHIE – Ultraschall-Untersuchung

SPERMA – Männlicher Samen

STERILITÄT – Unfruchtbarkeit

TRH – Thyreotropin-Releasinghormon, Steuerungshormon der Schilddrüse

ZYKLUS (Menstruations-) – Zeitdauer vom Beginn einer Monatsblutung bis zum Beginn der nächsten, normalerweise 28 +/- 2 Tage

ZYSTE – Mit Flüssigkeit gefüllte Kapsel im Bindegewebe zum Beispiel der Brust

STICHWORTVERZEICHNIS

Adressen

Arbeitskreis Gynäkologische Balneotherapie, c/o Staatsbad Pyrmont, Postfach 1103, 31798 Bad Pyrmont, Tel. 05281/1501

Berufsverband der Frauenärzte e.V., Pettenkoferstr. 35, 80336 München, Tel. 089/5328432

Deutsche Gesellschaft für Ernährung e.V., Im Vogelsgesang 40, 60488 Frankfurt/M., Tel. 069/9768030

Deutsche Herzstiftung e.V., Wolfsgangstr. 20, 60322 Frankfurt/M., Tel. 069/9551280

Deutscher Bäderverband e.V., Schumannstr. 111, 53113 Bonn, Tel. 0228/262010

Deutscher Zentralverein Homöopathischer Ärzte e.V., Alte Steige, 72213 Altensteig, Tel. 07453/3300

Frau und Gesundheit e.V., Helenenweg 15, 40822 Mettmann, Tel. 02104/75724

Frauenselbsthilfe nach Krebs e.V., Bundesverband, B6,10/11, 68159 Mannheim, Tel. 0621/24434

Gesellschaft für Phytotherapie e.V., Siebengebirgsallee 24, 50939 Köln, Tel. 0221/443527

Hilfe für inkontinente Personen e.V., Wickratherstr. 35, 40547 Düsseldorf, Tel. 0211/5961216

Kuratorium Knochengesundheit e.V., Hettenbergring 5, 74889 Sinsheim, Tel. 07261/63174

Nationale Kontakt- und Informationsstelle zur Anregung und Unterstützung von Selbsthilfegruppen, Albrecht-Achilles-Str. 65, 10709 Berlin, Tel. 030/8914019

Pro Familia, Bundesverband, Stresemannallee 3, 60596 Frankfurt/M. Tel. 069/639002

Zentralverband der Ärzte für Naturheilverfahren e.V., Bismarckstr. 3, 72250 Freudenstadt, Tel. 07441/2151

ZUM WEITERLESEN

Berg, Lilo: **Brustkrebs.** Wissen gegen Angst. Ein Handbuch, München 1995

Gros, Rainer: **Gynäkologie für Frauen**, Stuttgart 1989

Harf, Anneliese: **Yoga**. Weg zur Harmonie, Niedernhausen/Ts. 1989

Huber, Johannes: **Hormone für die Schönheit**, Genf 1993

Kannamüller, Gabi: **Die weibliche Brust** – Gutartige Erkrankungen und ihre Behandlung, München 1991

Kelder, Peter: **Die fünf »Tibeter«**, Wessobrunn 1989

Klahre, Andrea S.: **Wechseljahre** – ein Stück von mir, Hamburg 1994

Kösters, Winfried: **Vom Ich zum Wir**. Selbsthilfegruppen – finden, gründen, führen, Stuttgart 1992

Lockie, Andrew und Geddes, Nicola: **Frauen-Handbuch der Homöopathie**. Körperliche und seelische Störungen erkennen, behandeln, dauerhaft heilen, München 1994

Minker, Margaret: **Die kritischen Tage davor**. Das prämenstruelle Syndrom (PMS), Baiersbronn 2. Aufl. 1993

Murphy, Monika: **Brustkrebs**. Was Frauen darüber wissen sollten, Hamburg 1988

Ohlig, Adelheid: **Luna-Yoga** – der sanfte Weg zu Fruchtbarkeit und Lebenskraft, München 1991

Onken, Julia: **Feuerzeichen frau**. Ein Bericht über die Wechseljahre, München 1989

Schulte Strathaus, Regine: **Osteoporose**. Knochen schützen und stützen, Hamburg 1990

Senger, Gerti und Huber, Johannes: **Hormone** – Was sie sind und was sie bewirken, Genf/München 1989

Shreeve, Caroline: **Die Tage vor den Tagen**. München 4. Aufl. 1995

Silber, Sherman J.: **Endlich schwanger**. Medizinische Ursachen und Therapie bei Unfruchtbarkeit, erweiterte Neuausgabe, Reinbek bei Hamburg 1993

Soder-Feichtenschlager, Ferdinand und Weiglhofer, Maresi: **Fußreflexzonenmassage**, München 1993

Stumpf, Werner: **Homöopathie**. Anleitung zur Selbstbehandlung, München 1990

Teegen, Frauke: **Ganzheitliche Gesundheit**. Der sanfte Umgang mit uns selbst, Reinbek bei Hamburg 1987

Winkler, Ute: **Der unerfüllte Kinderwunsch**. Ein Ratgeber für kinderlose Paare, München 1994

Bildnachweis

Bionorica Arzneimittel, Neumarkt

Bundesverband der Frauenärzte e.V., München

Fotex, Hamburg

Gruner + Jahr, Hamburg

Germa Press Verlag GmbH, Hamburg

New Eyes, Hamburg

Philips Medizin Systeme, Hamburg

Staatsbad Pyrmont, Bad Pyrmont

ZEFA, Hamburg

pH5-Eucerin, Beiersdorf AG, Hamburg

Marie-Luise Zachariae, Hamburg

FRAUENKALENDER

Name Adı ve soyadı Ονομα ime, prezime Nombre																																Besonderheiten Özellikler Ιδιαίτερες περιστάσεις osobitosti Particularidades	Gewicht in kg Kaç kilo Βάρος σε κιλά težina u kg Peso en kg.
	1	2	3	4	5	6	7	8	9	10	11	12	13	14	15	16	17	18	19	20	21	22	23	24	25	26	27	28	29	30	31		
Januar Ιανουάριος Ocak januar enero																																	
Februar Φεβρουάριος Şubat februar febrero																																	
März Μάρτιος Mart mart marzo																																	
April Απρίλιος Nisan april abril																																	
Mai Μάϊος Mayıs maj mayo																																	
Juni Ἰούνιος Haziran juni junio																																	
Juli Ἰούλιος Temmuz juli julio																																	
August Αύγουστος Ağustos august agosto																																	
September Σεπτέμβριος Eylül septembar setiembre																																	
Oktober Οκτώβριος Ekim oktobar octubre																																	
November Νοέμβριος Kasım novembar noviembre																																	
Dezember Δεκέμβριος Aralık decembar diciembre																																	

Halten Sie jeweils die Tage der Regelblutung wie folgt fest:
schwache Blutung (x)
mittelstarke Blutung (xx)
starke Blutung (xxx)
Zwischenblutung (o)

Adetinize ilişkin olarak aşağıda görüldüğü gibi işaret yapınız:
Az kanama (x)
Orta ağırlıkta kanama (xx)
Aşırı kanama (xxx)
Ara kanama (o)

Σημειώστε την μορφή της κανονικής σας περιόδου ως εξής:
λιγο αίμα (x)
μέτριο αίμα (xx)
πολύ αίμα (xxx)
ενδιάμεση αιμορραγία (o)

Obilježite Vašu menstruaciju na sljedeči način:
slabo krvarenje (x)
osrednje krvarenje (xx)
jako krvarenje (xxx)
krvarenja izmedu menstruacija (o)

Indique la menstruación conforme a lo siguiente:
flujo sanguíneo débil (x)
flujo sanguíneo mediano (xx)
flujo sanguíneo fuerte (xxx)
hemorragias intermedias (o)

Liebe Patientin,

durch regelmäßige Messung der morgendlichen Körpertemperatur (Basaltemperatur) ist es möglich, wichtige Hinweise auf hormonelle Vorgänge zu erhalten und Veränderungen frühzeitig zu erkennen.

Allerdings sollten Sie dabei unbedingt beachten:

- Die Messung der Körpertemperatur muß morgens unmittelbar nach dem Aufstehen, noch vor Verlassen des Bettes, nüchtern vorgenommen werden.
- Messen Sie 5 Minuten lang, entweder unter der Zunge oder im Darmausgang. Bleiben Sie immer bei der einmal gewählten Meßmethode.
- Beginnen Sie mit der ersten Messung am ersten Blutungstag der Monatsblutung (= Zyklustag 1).
- Bei Beginn der nächsten Monatsblutung setzen Sie die Eintragung auf dem nächsten Kalenderfeld fort.
- Die Stärke der Blutung markieren Sie wie folgt: schwach X, mittel XX, stark XXX. Sollten außerhalb Ihrer Regelblutung ganz schwache Blutungen (Schmierblutungen) auftreten, so markieren Sie diese mit einem Punkt (●).
- Sollten Sie vor oder nach Eintritt der Regelblutung Beschwerden haben, so tragen Sie diese mit der entsprechenden Kennziffer in die dafür vorgesehene Rubrik ein.

Falls Sie in diesem Zusammenhang noch spezielle Fragen haben, so wenden Sie sich an Ihren Arzt oder schreiben Sie an die
Fa. Bionorica GmbH · Postfach 67 · 92308 Neumarkt/Opf.

Eintragungsmuster

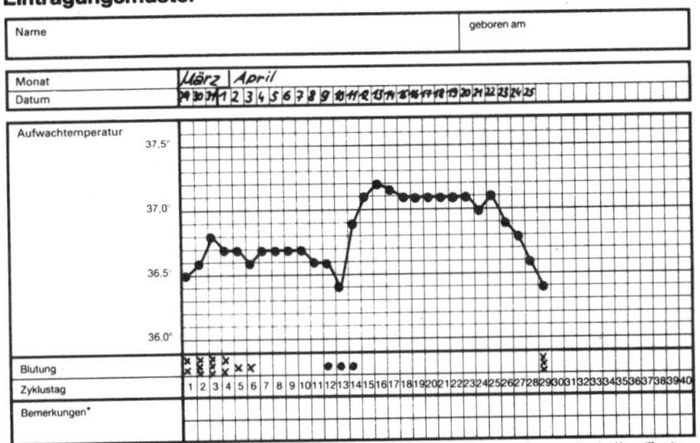

* Sollten Sie vor oder nach Eintritt der Regelblutung unter Beschwerden leiden, so tragen Sie diese bitte mit der entsprechenden Kennziffer ein

A) Abgeschlagenheit, Müdigkeit
B) Brustschmerzen
C) Kopfschmerzen, Migräne
D) geschwollene Beine, Hände
E) Gereiztheit, Nervosität
F) Zwischenblutung
G) Verstopfung
H) Sonstige Beschwerden (bitte spezifizieren):

Basaltemperaturkurven

Iris versicolor
(Schwertlilie)

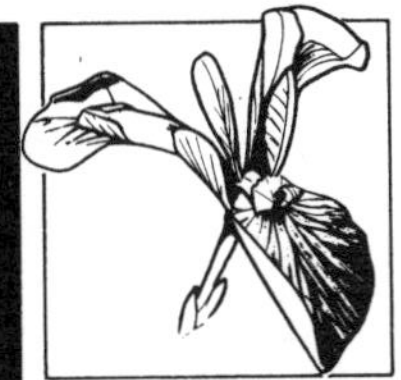

Vitex Agnus castus
(Keuschlamm)

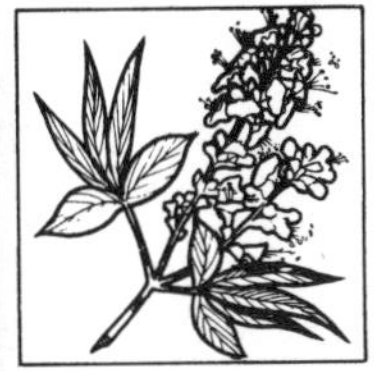

Lilium tigrinum
(Tigerlilie)

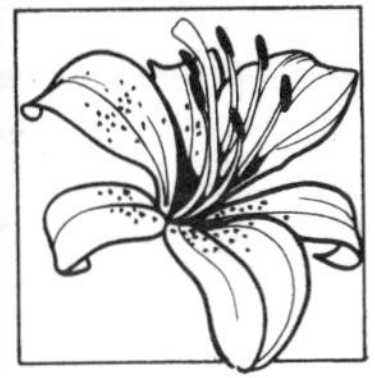

BIONORICA
ARZNEIMITTEL

BASALTEMPERATUR

Name	geboren am

Monat	
Datum	

Aufwachtemperatur																																								
37,5°																																								
37,0°																																								
36,5°																																								
36,0°																																								
Blutung																																								
Zyklustag	1	2	3	4	5	6	7	8	9	10	11	12	13	14	15	16	17	18	19	20	21	22	23	24	25	26	27	28	29	30	31	32	33	34	35	36	37	38	39	40
Bemerkungen*																																								

* Sollten Sie vor oder nach Eintritt der Regelblutung unter Beschwerden leiden, so tragen Sie diese bitte mit der entsprechenden Kennziffer ein

A) Abgeschlagenheit, Müdigkeit
B) Brustschmerzen
C) Kopfschmerzen, Migräne
D) geschwollene Beine, Hände
E) Gereiztheit, Nervosität
F) Zwischenblutung
G) Verstopfung
H) Sonstige Beschwerden (bitte spezifizieren):

Frauen-Gesundbücher

Klahre, Andrea S.:
»**Ratgeber Wechseljahre,** ein Stück von mir«
DM 29,80

Schulte Strathaus, Regine:
»**Ratgeber Osteoporose,** Knochen schützen und stützen«
DM 24,80

Murphy, Monika:
»**Ratgeber Brustkrebs,** was Frauen darüber wissen sollten«
DM 28,00

Stein, Corinna:
»**Ratgeber Arthrose,** Hilfe und Rat bei Gelenkrheuma«
DM 28,00

Murphy, Monika:
»**Ratgeber Venenleiden,** Krampfadern • Thrombosen • Offene Beine«
DM 24,80

Lüdtke, Kathrin:
»**Ratgeber Gutes Sehen,** Über gesunde, kranke und fehlsichtige Augen«
DM 24,80